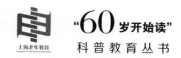

"60岁开始读"
科普教育丛书

睡不着，怎么办

上海市学习型社会建设与终身教育促进委员会办公室 指导
上海科普教育促进中心 组编

孙丽红　田瑞菁　徐　婕　编著

上海科学技术出版社
上海教育出版社
上海交通大学出版社

图书在版编目（CIP）数据

睡不着，怎么办 / 上海科普教育促进中心组编 ；孙丽红，田瑞菁，徐婕编著. -- 上海 ：上海科学技术出版社 ：上海教育出版社 ：上海交通大学出版社，2024. 9. （"60岁开始读"科普教育丛书）. -- ISBN 978-7-5478-6791-4

Ⅰ. R338.63-49

中国国家版本馆CIP数据核字第2024X5S508号

睡不着，怎么办

（"60岁开始读"科普教育丛书）

孙丽红　田瑞菁　徐　婕　编著

上海世纪出版（集团）有限公司
上海科学技术出版社 出版、发行
（上海市闵行区号景路 159 弄 A 座 9F-10F）
邮政编码 201101　　www. sstp. cn
上海盛通时代印刷有限公司印刷
开本 889×1194　1/32　印张 5.5
字数 65 千字
2024 年 9 月第 1 版　2024 年 9 月第 1 次印刷
ISBN 978-7-5478-6791-4/R · 3086
定价：20.00 元

内容提要

　　睡不着，怎么办？本书作者在门诊中经常遇到有睡眠障碍的老年人，如何解决好他们的睡眠障碍成为其他疾病临床治疗的重要一环。据研究发现，随着年龄的增长，老年失眠人群日趋扩大。

　　本书分为6部分，共列举39个问题。每个问题从典型的生活实例，针对老年朋友们日常生活中的衣食住行、心理调适和求医问药等方面，扼要介绍各种行之有效的助眠策略和方法，可帮助有睡眠障碍的老年朋友们远离失眠，享有好睡眠，乐享晚年生活！

丛书编委会

"60岁开始读"科普教育丛书

总　序

　　党的二十届三中全会提出，要推进教育数字化，赋能学习型社会建设，加强终身教育保障。为进一步全面深化改革、在推进中国式现代化中充分发挥龙头带动和示范引领作用，近年来，上海市终身教育工作以习近平新时代中国特色社会主义思想为指导、以人民利益为中心、以"构建服务全民终身学习的教育体系"为发展纲要，稳步推进"五位一体"总体布局和"四个全面"战略布局。在具体实施过程中，坚持把科学普及放在与科技创新同等重要的位置，强化全社会科普责任，提升科普能力和全民科学素质，充分调动社会各类资源参与全民素质教育工作，为实现高水平科技自立自强、建设世界科技强国奠定坚实基础。

随着我国人口老龄化态势的加速，如何进一步提高中老年市民的科学文化素养，尤其是如何通过学习科普知识提升老年朋友的生活质量，把科普教育作为提高城市文明程度、促进人的终身发展的方式已成为广大老年教育工作者和科普教育工作者共同关注的课题。为此，上海市学习型社会建设与终身教育促进委员会办公室组织开展了中老年科普教育活动，并由此产生了上海科普教育促进中心组织编写的"60岁开始读"科普教育丛书。

"60岁开始读"科普教育丛书，是一套适宜普通市民，尤其是中老年朋友阅读的科普书籍，着眼于提高中老年朋友的科学素养与健康文明生活的意识和水平。本套丛书为第十一套，共5册，分别为《美丽上海建设，我能做什么》《睡不着，怎么办》《生存技巧知多少》《如何玩转小视频》《智慧医疗将改变我们的生活》，内容包括与中老年朋友日常生活息息相关的科学资讯、健康指导等。

这套丛书通俗易懂、操作性强，能够让广大中老年朋友在最短的时间掌握原理并付诸应用。我们期盼这套书不仅能够帮助广大读者朋友跟上时代步伐、了解科技生活，更自主、更独立地成为信息时代的"科技达人"，也能够帮助老年朋友树立终身学习观，通过学习拓展生命的广度、厚度与深度，为时代发展与社会进步，更为深入开展全民学习、终身学习，促进学习型社会建设贡献自己的一份力量。

前　言

　　随着我国人口老龄化的发展，老年失眠人群数量正在日益增长，许多老年朋友常年饱受失眠的折磨，苦不堪言。从医学上讲，长期失眠会加快衰老速度，容易引起诸多健康问题，如高血压、冠心病、神经衰弱、焦虑、免疫功能下降、抑郁症、癌症等。可以说，失眠已经成为老年朋友身心健康的主要杀手之一。

　　好的睡眠胜过一切药物。本书从老年朋友日常生活的衣、食、住、行和心理调适、求医问药等方面，详细分析了如何通过调整日常生活起居来改善睡眠。例如，通过改善睡眠环境，营造暗、静环境和调节适宜的温湿度等，以获得好睡眠。对于老年朋友的起居生活，如日常作息、运动方法、如何午睡、做家务等，书中给出了针对性的建议。合理的饮食对促进睡眠有很大的帮助，晚餐吃什么更助眠？睡前喝什么睡得香？喝酒能助眠吗？身边有哪些唾手可得的助眠食材？等等，书中都给出了建议。

现代医学研究发现，不良的情绪，如焦虑、恐惧、烦躁等对睡眠影响很大，因此调理身心更有助于拥有好睡眠。针对老年朋友爱操心、心烦及生活变化导致的睡眠障碍，给出了情志疗法的建议，指出积极的社交活动和培养兴趣爱好可以愉悦情志，帮助享有好睡眠。

在向老年朋友推荐简便、疗效好的传统助眠疗法如脚底按摩、耳穴贴压、芳香愈眠、刮痧、拔罐的同时，与时俱进，针对目前兴起的失眠认知行为疗法及高新技术助眠方法也进行了分析介绍。

疾病也是影响老年朋友睡眠的主要因素，书中对老年朋友纠结的褪黑素、安眠药到底能不能用等问题，也给予了一一解答。

本书通过临床和生活中一个个鲜活的实例，让老年朋友感同身受。书中内容通俗易懂，将简便、实用、可操作性强的助眠方法融入日常生活中，安

全易行且行之有效。希望通过本书，能够帮助老年
朋友摆脱睡眠障碍，进而睡得香，精神爽，永葆健
康长寿！

孙丽红

2024 年 8 月

目　录

▶ 三、合理饮食来助眠　　053

一

优化睡眠环境助眠

环境安静才好睡

生活实例

李先生，62 岁，日常习惯 20 点左右入睡。以前睡眠一直都挺好，最近乔迁新居，住进了一个靠近马路的新公寓。由于晚上经常有车辆经过，受噪声影响，李先生总是入睡困难，常常半夜被公路上的汽车声音吵醒。由于晚上睡不好，白天总感觉疲乏无力，甚至浑身酸痛。

在笔者的门诊中，像李先生这样因为外界噪声影响睡眠的老年朋友比比皆是。对于良好的睡眠来说，比较适合的声音分贝是 15 ～ 30 分贝，以 < 45 分贝为宜。如果居住环境的噪声 ≥ 45 分贝，如建筑施工噪声、交通噪声、空调外机噪声等，会使人感觉吵闹，干扰正常的睡眠。那么，有哪些方法可以减少外界噪声的影响呢？

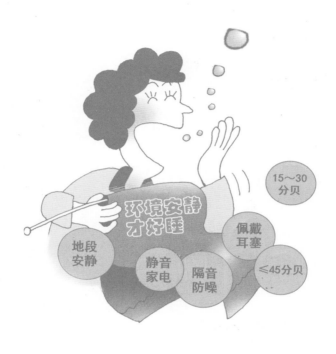

一、
优化睡眠
环境助眠

二、
调整生活
习惯助眠

三、
合理饮食
来助眠

四、
传统和现代
疗法助眠

五、
求医就诊
来助眠

六、
睡眠误区
早知道

选住安静的地段

　　研究表明，道路交通噪声对睡眠的影响极为显著。许多老年朋友常常晚上七八点就要入睡，而城市里七八点正是交通繁忙的时间段，如果居住在交通繁忙（如地铁、立交桥等）的地段附近，往往睡眠就会受到影响。因此，在保证老年朋友基本生活需求的基础上，尽可能选择环境宜人、相对安静的地段居住和生活。

家电需静音

购买空调等家用电器时，可以关注产品说明书中的噪声指标，选择噪声较低的。一般地说，变频空调的噪声比传统的定频空调低。卧室尽量选择噪声较小的分体式空调。在安装空调时，可以将空调安装在远离床头的地方，以降低噪声对睡眠的影响。有些使用多年的老旧空调，使用时发出的声音较大，在条件许可的情况下，可以拆旧换新了！

隔音设备可防噪

如果居住地在偏热闹的地段，可以采取一些隔音措施，如隔音窗、隔音门等。

一般地说，真空玻璃的隔音效果最好，夹胶玻璃和中空玻璃也有一定的隔音效果。如果老年朋友的居住环境附近有低频噪声源，如高架桥或马路，真空玻璃可能是更好的选择。如果居住的楼层较高，且周围噪声源不是特别严重，那么夹胶玻璃或中空玻璃就可以了。

还可以将隔音膜贴在窗户上，有一定的降噪效果。也可以在窗户缝隙处安装隔音密封条，降噪的效果也很明显。

另外，还可以选择双层窗帘。如纱帘加上布帘，以降低噪声。

隔音门的隔音效果通常与门的材质、结构、密封性等因素有关。一般地说，木材密度高的门板隔音效果较好。如实木门和实木复合门的隔音效果较好，而蜂窝纸填充的门隔音效果就比较差。

选择适宜耳塞

耳塞是生活中用得较普遍的隔音用具，效果很好！老年朋友可根据各人的情况选择不同的耳塞。海绵耳塞表面光滑，柔软舒适，防噪声效果较好，一般可以使用半年，平常可以进行擦洗。蜡制耳塞用手可把其弄软，并做成适合耳道的形状，但不够卫生，可能会将蜡残留在耳道内，不易清洗。

一、优化睡眠环境助眠

二、调整生活习惯助眠

三、合理饮食来助眠

四、传统和现代疗法助眠

五、求医就诊来助眠

六、睡眠误区早知道

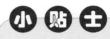

不建议大家长期戴耳塞睡觉。否则，会影响外耳道的通风。耳塞与耳道壁存在摩擦，可能引起外耳道的皮炎、湿疹等，容易出现局部红肿、疼痛、流水、瘙痒等症状。长期戴耳塞睡觉还会阻碍耳屎正常分泌、排出，导致耳屎堆积堵塞在耳道深部，引起耳鸣、头晕等症状。因此，如果出现上述情况，请不要再佩戴耳塞。

2　环境暗才睡得香

生活实例

刘先生由于房间窗帘遮光效果不佳，长期受到外界光线的干扰，影响了睡眠。如晚上街面的路灯和汽车远光灯常常折射进入房间，影响刘先生的睡眠，睡觉时经常被光线唤醒。他非常苦恼，整天都在想着怎么解决这事。

实际上，任何光源都会产生一种微妙的光压力。这种光压力的长期存在，会使人躁动不安、情绪不宁，容易出现睡眠时间缩短、睡眠深度变浅、易惊醒等问题。

而在暗环境中，光线大大减弱，这有助于减少光线对眼睛和大脑的刺激，人们更容易放松，进入深度睡眠状态。而且，在暗环境中人体褪黑素的分泌量增加，体温下降，新陈代谢减慢，这些生理变化都有助于人们更快地进入睡眠状态。

那么如何营造一个暗的睡眠环境呢？

首先，建议选择遮光窗帘，可以有效阻挡外界光线，提高睡眠质量。遮光窗帘的材质通常包括涤纶、棉麻、丝绸等。不同材质的窗帘有不同的特点，例如涤纶窗帘具有较好的耐用性和易清洗性，而棉麻窗帘则更加环保和透气。一般地说，深色系的窗

一、优化睡眠环境助眠

二、调整生活习惯助眠

三、合理饮食来助眠

四、传统和现代疗法助眠

五、求医就诊来助眠

六、睡眠误区早知道

帘遮光效果更好，但也要考虑与房间整体风格和色调的协调性。同时，窗帘的尺寸也要根据窗户的大小来选择，确保完全覆盖窗户，避免光线从侧面射进来。越厚的窗帘往往遮光效果越好，但窗帘的透气性和重量也同样重要。建议选择厚度适中的窗帘，既能保证良好的遮光效果，又不会过于厚重，影响室内通风。

其次，日常生活中也可以选择眼罩来隔绝光线。眼罩的材质应柔软、透气、吸湿性好，以减少对眼部皮肤的刺激和不适感。建议选择棉质或丝绸等材质、大小适合的眼罩。过小的眼罩可能会压迫眼部，造成不适；而过大的眼罩则可能无法完全贴合眼部，影响遮光效果。

最后，对于有起夜习惯的老年朋友，选择合适的小夜灯也很重要。

（1）建议选择高效、节能、环保的 LED 光源。同时，选择小夜灯时要确保单位面积上所接受可见光的能量适中：既能提供足够的照明，又不会过于刺眼；照度要均匀，避免出现明显的光斑或阴影。如选择 2.5 瓦左右的小夜灯，这种小夜灯不仅功耗低，也能够提供足够的照明。

（2）小夜灯的色温，较低的K值（2 700 ~ 3 000K）表示光线较黄，为暖色光；较高的K值（5 000 ~ 6 500K）表示光线较蓝，为冷色光。一般地说，床头灯和小夜灯可以选择K值较低的暖色温，以提供温馨、舒适的照明氛围。而且，建议选择无频闪且具备智能功能的现代床头灯或小夜灯，如可调节亮度、色光、定时开关等，方便使用。

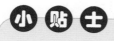

可以将小夜灯放置在高度适中的床头柜上，或者通过粘贴式灯座或壁灯的方式将小夜灯固定在床头的墙壁上。当夜间需要起床或查看时间时，方便打开小夜灯。如果希望整个卧室都能获得柔和的照明效果，还可以通过使用落地式小夜灯的方式将小夜灯放置在床尾或床侧的地面上。

一、优化睡眠环境助眠

二、调整生活习惯助眠

三、合理饮食来助眠

四、传统和现代疗法助眠

五、求医就诊来助眠

六、睡眠误区早知道

3 改善温湿度助睡眠

很多老年朋友发现，睡眠质量在不同季节有着明显的差异。春秋季气候宜人、温度适中，睡眠质量相对较好，醒来后精神焕发、身体舒适。而到了夏季和冬季，情况就不同了，经常因为天气的原因导致睡眠质量下降。四季的变化为什么会对睡眠造成这么大的影响呢？

研究显示，环境的温度和湿度对老年朋友的睡眠有很大的影响，而不同的季节温度和湿度有明显的差异。

夏季，由于高温的影响，如果没有空调等制冷设备的辅助，卧室经常容易变得闷热难耐，会导致很多老年朋友因为热而难以入睡，或者半夜里被汗水湿透的床单弄醒。而如果使用空调，有的老年朋友会因空调温度过低而出现受凉感冒等情况。

　　而冬季，随着气温的下降，如果没有地暖、壁炉等制热设备的辅助，卧室会变得阴冷干燥，老年朋友经常会感到手脚冰凉，难以入睡。同时，可能会因为寒冷而蜷缩身体，导致睡眠姿势不舒适，进而影响睡眠。

　　秋冬季干燥的空气还会引起皮肤干燥瘙痒，有些老年朋友夜里总觉得口干，要起床喝水，严重影响睡眠质量。

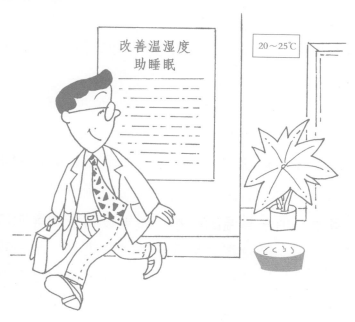

一、优化睡眠环境助眠

二、调整生活习惯助眠

三、合理饮食来助眠

四、传统和现代疗法助眠

五、求医就诊来助眠

六、睡眠误区早知道

那如何改善睡眠环境的湿度、温度呢？

（1）在干燥的秋冬季，老年朋友可以通过在房间内放置一盆水、使用加湿器，或者用拖地、地面洒水等方式来保证房间的湿度。不建议老年朋友冬天长时间使用空调制热，因为长时间使用空调会导致室内空气变得干燥，影响睡眠。

（2）睡觉时，人们常常会有汗液蒸发。如果出汗过多，会使被窝湿度超过 60%，皮肤受到刺激也会影响睡眠。因此，建议老年朋友睡觉时不要把被子裹得太紧，留一点小缝隙，保持一个舒适的被窝小环境。在晴朗的天气常晒被子，增加保暖性，还可以杀菌除螨，防止被褥因潮湿而有霉味。

（3）环境温度也是影响人体睡眠的重要因素。人体生理学表明，室温为 20 ~ 25℃ 时，人体的新陈代谢水平更适宜，故主张卧室内温度最好控制在 20 ~ 25℃。在夏季，白天可以拉上窗帘或使用遮阳设施，阻挡阳光直射，从而降低室内的温度。而在晚上，可以打开窗帘，让室内更加通风凉爽。如处在酷暑季节，房间可以提前开空调制冷，待房间温度适宜后，关闭空调入睡。同时，建议老年朋友夜里睡觉时可将窗户开一小缝，保持空气流通。

一、优化睡眠环境助眠

二、调整生活习惯助眠

三、合理饮食来助眠

四、传统和现代疗法助眠

五、求医就诊来助眠

六、睡眠误区早知道

小贴士

　　医学气象学研究表明，人的睡眠质量除了与居室环境有关外，还与"被窝小气候"密切相关。最适宜的被窝温度为 32 ～ 34℃，这时人们往往睡得最舒服。而冬季上床前被窝温度远低于此温度，有些体弱的老年朋友常常整夜都感觉双脚冰凉，无法安睡。因此，建议老年朋友使用电热毯或电暖宝使被窝温度升高，待被窝温度适宜时即可断电。

4 环境改变后如何调适睡眠

生活实例

　　周先生70岁了，平时居家时睡眠一直较好。但他只要离开熟悉的睡眠环境，如外出旅游、走亲访友，往往就睡不好。上个月他参加了个旅游团，外出游玩了几天。那段时间住在酒店就睡得不好，整晚都在浅睡和半醒之间，白天感觉非常疲惫，游玩时也兴味索然。

　　像周先生这样因为旅游或走亲访友等原因，导致睡眠环境改变，从而影响睡眠质量的情况并不少见。当身处一个全新的睡眠环境且作息规律可能和平时不同时，有些人会产生焦虑情绪，如担心睡过头影响第二天的行程，或者同伴睡眠习惯与自己不同，影响自己睡眠等。因此，要尽量适应新环境，建议老年朋友们记住"一变二不变"！

一变："环境变"要适应

　　首先，在进入睡眠新环境之前，尽可能提前了解一下新环境的睡眠条件，如床铺、房间大小，是否靠近马路和空调外机等。针对一些旅游的老年朋友，可以提前联系酒店，选择稍安静的房间，减少外界环境对睡眠的干扰。

其次，可以随身携带一些平时习惯的用具，如眼罩、床头手表、水杯、拖鞋、洗漱用品等，将这些物品放在床头柜上或者自己平时习惯的位置，打造与平时相似的睡眠环境，这样可以减少焦虑，帮助睡眠。

有的老年朋友出门前会带上自己熟悉的床单，将睡眠环境尽量改变为原来的样子，这样也可以在一定程度上减少环境变化对睡眠的影响。

"二不变"之一："心不变"抚情绪

老年朋友在进入一个新的睡眠环境时，常常会担心自己睡不着，会变得焦虑，在陌生的床上辗转难眠。面对睡眠环境的改变，老年朋友要保持良好的情绪，不要焦虑，理解适应新环境是一个很正常的过程。

外出旅游或者走亲访友，作息习惯往往与平时不同，白天热热闹闹，大脑一直处于兴奋状态，往往难以入睡。因此，睡前 2 小时尽量让自己安静下来，不要过度兴奋，这样较有利于睡眠。

一、优化睡眠环境助眠

二、调整生活习惯助眠

三、合理饮食来助眠

四、传统和现代疗法助眠

五、求医就诊来助眠

六、睡眠误区早知道

"二不变"之二："作息不变"需保持

旅游或走亲访友时，尽可能保持与原先相似的作息时间。可以采取制定时间表的方法，写下你的常规作息时间，如起床、吃饭、休闲和睡觉时间等，并在新环境中尽量按照这个时间表来安排自己的作息。可以使用手机来提醒按时起床和睡觉。即使因为外出，作息时间需要调整时，也尽量不要和平时作息时间相差太大。老年朋友一般睡得较早，晚上尽量早一点休息，减少娱乐，以免影响睡眠质量。

5 分房睡是否更助眠

生活实例

冯先生和朱女士是一对夫妻，他们结婚已经有 30 年了。一直以来，冯先生晚上睡觉时都会打呼噜。年轻的时候朱女士还可以忍受，但随着年龄的增加，朱女士的睡眠越来越不好。一点小的声音也会影响她的睡眠，最近一年她就经常被冯先生的呼噜声给吵醒，于是朱女士就想与冯先生分房睡。

　　国际医学期刊《柳叶刀》就曾指出，女性失眠的概率为男性的 1.3 ～ 1.7 倍。女性往往睡眠较浅，对声音极为敏感，外界有点动静或响声，就容易睡不着或易醒。随着年龄的增长，当进入老年期，女性失眠的人群也是明显增加。因此，像朱女士这样忍受不了爱人睡眠习惯（例如打呼噜、睡眠作息不一致等）引起睡眠质量下降的情况比比皆是，长期发展下去甚至可能会引起家庭矛盾。

　　传统的观念认为，分房睡可能会影响夫妻感情。但一项有 2 000 多名美国老年人参与的调查研究发现，长期睡眠不足的人更有可能与伴侣发生冲突：睡眠不足会降低同理心，即双方可能无法理解彼此的感受。

　　由此来看，分房睡是许多老年夫妻的不二选择。

一、优化睡眠环境助眠

二、调整生活习惯助眠

三、合理饮食来助眠

四、传统和现代疗法助眠

五、求医就诊来助眠

六、睡眠误区早知道

通过选择分房睡能够有效避免此类影响睡眠的因素（如一方打呼噜），提升睡眠质量。同时，分房睡后双方都可以拥有各自独立的空间，从而避免因作息时间不同而带来的困扰。

此外，男女体感温度不同也可能是人们选择分房睡的一个重要因素。男性的新陈代谢率通常比女性高 20% 左右，这意味着男性身体产生的热量更多，因此他们更不怕冷。而女性的新陈代谢率相对

小贴士

当然，分房睡是否适合一个家庭或夫妻，取决于具体情况和需求。如果分房睡有助于提高睡眠质量和个人舒适度，同时不会对夫妻关系产生负面影响，那么是一个可行的选择。如果分房睡导致夫妻间的距离感增加，或者影响了他们的情感交流和亲密关系，那么可以从其他方面入手，如双方调整作息时间、针对打呼噜的问题采取双方都能接受的措施等。

较低，产生的热量相对较少，所以她们更容易感到寒冷。这就导致炎炎夏日男性使用空调时的温度对于女性来说往往较低，如果夜晚想开空调入睡，就容易产生矛盾。

因此，分房睡可能成为有些夫妻的选择，以便他们各自调节适合自己的睡眠环境。

6 有了合适卧具，想睡不着都难

生活实例

日常生活中，一些老年朋友常常因为不合适的卧具，如床铺过软或过硬，枕头不合适、无法提供适当的颈部支撑等，导致在休息时感到不适，从而影响他们的睡眠质量。

一、优化睡眠环境助眠

二、调整生活习惯助眠

三、合理饮食来助眠

四、传统和现代疗法助眠

五、求医就诊来助眠

六、睡眠误区早知道

日常卧具主要是指床铺、枕头、被褥、睡衣等，不适宜的卧具会影响老年朋友的睡眠质量。因此，选择合适的卧具就显得很重要，能够为睡眠加分。

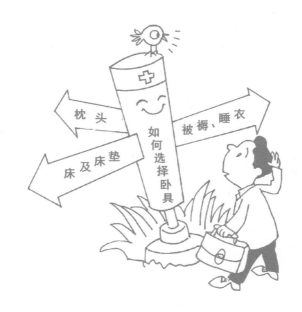

如何选择床及床垫

人们常说，人一生有 1/3 的时间是在床上度过的。因此，选择合适的床对促眠有很大的帮助。首先，床的高度要适合，最好略高于膝盖，40 ～ 50厘米正好；床的长度一般略长于身长 20 ～ 30 厘米，宽度略宽于就寝者两肩宽 30 ～ 40 厘米为宜。

现在，不少家庭都使用乳胶床垫，其柔软性好，很受青睐。但很多老年朋友睡在乳胶床上，第二天起床后往往会感到腰酸背疼。这是因为很多老年朋友患有腰椎间盘突出症、骨质疏松症等疾病，睡软床时，在重力的作用下，腰椎的正常生理弯曲受到影响，会加重病情。而硬板床对脊柱和腰部有一定的支撑力，可以减轻病情。因此，可以选择硬板床，并在硬板床上铺上软和、保暖、吸湿、有弹性的棉褥，以保护腰椎。

如何选择枕头

要想睡得好，枕头也有讲究。习惯仰卧的老年朋友，其枕头的高度可与自己的拳头高度一致。习惯侧睡的老年朋友，其枕头高度可与自己一侧肩宽长度一致。枕头的长度一般为 60 ～ 70 厘米，这样可以保证睡觉时头部可以自由转动。患有颈椎病的老年朋友，不宜睡过高的枕头。同时，要保证枕头软硬适宜。枕芯最好选择干松透气、有利于散热排气的填充物，如荞麦皮等。

一、优化睡眠 环境助眠

二、调整生活 习惯助眠

三、合理饮食 来助眠

四、传统和现代 疗法助眠

五、求医就诊 来助眠

六、睡眠误区 早知道

如何选择被褥

出于节俭的考虑，有些老年朋友一直使用着多年的老棉被，既沉且冷，保暖性也不好。被褥应以轻柔、保暖为主，被里以棉布、细麻布、棉纱为宜，不宜使用腈纶、尼龙等化纤品。填充物以棉花、丝绵、羽绒为佳，腈纶次之。

如何选择睡衣

有些老年朋友对穿什么样的睡衣，比较随意，往往使用一些旧衣服做睡衣。其实，要想睡得好，贴身衣服可要贴心才好。

睡衣应柔软、舒适，如春秋以纯棉睡衣为佳，夏季可以选择真丝面料的睡衣，冬季则可以选择单面绒、灯芯绒的睡衣。

老年朋友的睡衣应该宽松，上衣稍微长一点，能够护住肚脐，以防受凉。裤子不宜太长，以防绊倒。

许多老年朋友晚上睡觉时会出汗（中医学称之为盗汗），这时可选择透气、吸湿性能佳的睡衣。棉质或丝绸等天然材料是不错的选择，它们可以帮助机体调节体温、吸湿排汗，保持身体干爽舒适。

二／调整生活习惯助眠

7 起居有常，顺时而变

生活实例

王女士，60岁，平时注意养生，一直保持着良好的睡眠习惯。每天晚上都会在固定的时间上床睡觉，并确保获得足够的睡眠时间。她的作息时间也十分养生，能够根据四季变化调整自己的睡眠时间。

很多老年朋友都希望和王女士一样，拥有好的睡眠。其实，规律的作息就是保证拥有良好睡眠的秘诀之一！

研究认为，昼夜节律赋予了人类行为和生理学的时间模式，使身体内在与外在环境的预期变化保持一致。每天按时就寝和起床，能使自己形成一种反馈机制，到了该睡觉的时候，生物钟就会提醒你产生睡意。而如果每天都在不同的时间入睡和起床，作息被打乱，就会影响生理节律，难以建立规律性的睡眠机制，易引起失眠。

简单地说，就是不要今天晚上 9 点睡，明天晚上 11 点睡，后天又凌晨 1 点睡。这样生物钟被打乱，就容易出现失眠。

同时，中医养生学强调"天人相应"。就是说，人们的生活作息要与自然界的变化相适应。《素问·四气调神大论篇》云："夫四时阴阳者，万物之根本也。"一年之中，四时更替，人体在大自然四季规律的影响下，生命活动也呈现出春生、夏长、秋收、冬藏的特点。因此，老年朋友们可以根据四季变化，适当地调整作息时间。

常言道"一年之计在于春"，春季是万物复苏、天地之气开始萌发之季，《素问·四气调神大论篇》云"夜卧早起，广步于庭，被发缓行，以使志生"，故春天的睡眠可以"夜卧早起"，还要"闻鸡起舞"，即晨起到户外散步，舒展肢体，调养精神，与大自然融为一体。

夏季是天地万物生命力最强盛的时期，人也一样，夏季人体的生理功能会渐渐地进入高峰期，大

一、优化睡眠环境助眠

二、调整生活习惯助眠

三、合理饮食来助眠

四、传统和现代疗法助眠

五、求医就诊来助眠

六、睡眠误区早知道

脑也会处于长时间亢奋和清醒的状态。因此，夏季作息需要晚睡早起，入睡时间可比平时稍晚些。夏季气温高，昼长夜短，人们心情烦躁、易早醒。有的人深度睡眠减少，导致睡眠效率降低，加之人体新陈代谢加快，能量和精力大量消耗，供给大脑的血液相应减少，容易感到精神不济。尤其是午后，容易犯困。因此，可利用夏日的午睡来调节和补充不足的睡眠。

到了秋季，就应该以"收"为主了。早卧，可以顺应秋季阴精的收藏之象，以养"收"气。早起，以顺应秋季阳气的舒展，使肺气得以宣发、肃降。而且秋季气候宜人，夜间更为凉爽，也易催人入睡，可以弥补炎夏睡眠之不足。

"冬为阴令，冬主收藏"，冬者，天地闭藏，阳气潜伏，阴气逐渐盛极，昼短夜长。自然界的许多生物都进入冬眠状态，以适应严寒的天气，养精蓄锐，为来年生长做准备。人体也应顺应自然界的变化，适当地减少活动，以免扰动阳气，损耗阴精。并且要早睡晚起，有利于阳气的潜藏和阴精的积蓄，对健康有益。

一、
优化睡眠
环境助眠

二、
调整生活
习惯助眠

三、
合理饮食
来助眠

四、
传统和现代
疗法助眠

五、
求医就诊
来助眠

六、
睡眠误区
早知道

8 适量运动加深睡眠

生活实例

郑女士已经年过六旬，之前一直饱受失眠的困扰。最近郑女士开始关注并尝试通过锻炼来改善睡眠。每天早晚她都会坚持在公园散步，呼吸新鲜空气，享受大自然的宁静。同时，她还参加了八段锦的培训班，通过缓慢而连贯的动作，调节呼吸，放松身心。经过一段时间的锻炼，郑女士发现自己的睡眠质量有了明显改善。

运动锻炼确实能改善睡眠，正如美国著名医学家怀特所说"运动是世界上最好的安定剂"。对于长期入睡困难的老年朋友来说，运动是非常好的方法，正所谓劳其筋骨才能放松心情，才能有好睡眠。

体质较好的老年朋友可以进行慢跑、游泳、跳绳、打羽毛球等有氧运动，给身体增加活力。体质较弱的老年朋友适合太极拳、散步等缓和的运动。

等你感到累了、困了再上床睡觉，然后以顺其自然的放松状态，进入睡眠。

但睡前 3 小时避免做剧烈运动，以免引起大脑兴奋，不利于提高睡眠质量。

正确散步改善失眠

散步是一项简单而有效的锻炼方式，也是一种不受环境、条件限制，人人可行的保健运动。

科学研究表明，15 分钟轻快散步的放松神经、肌肉的效果，胜于服用 400 毫克甲丙氨酯（镇静催眠药）。

唐代著名医家孙思邈曾精辟地指出，饭后散步行数里，再加之摩腹，可令人能消饮食、去百病。可见散步是养生保健的重要手段。

散步虽好，但也需掌握要领。散步应注意循序渐进、持之以恒。步履宜缓不宜急，以身体发热、微出汗为宜。每分钟 60 ～ 90 步，每次 15 ～ 40 分钟，每日散步 1 ～ 2 次为佳。

对老年朋友来说，可选择清晨、黄昏或睡前在公园、林荫道或乡间小路等空气清新的平地散步，不要到车多、人多或阴冷、偏僻之地散步。散步时衣着要宽松舒适，鞋要轻便，以软底鞋为好，不宜穿高跟鞋、皮鞋。

有效导引助睡眠

运用传统导引法改善睡眠是一种古老而有效的方法。值得注意的是，在进行这些功法锻炼时，动作需要规范、呼吸要相应配合好、节奏也要适中。

八段锦是一项传统的健身方法，能够活动全身关节和肌肉，调和气血，促进身体放松。尤其是睡前进行八段锦练习，可以帮助舒缓紧张的情绪，改善睡眠质量。在一项关于八段锦干预失眠症患者疗效的 Meta 分析中，发现八段锦能改善功能性和器质性失眠症患者的睡眠质量，提高睡眠效率，增加总睡眠时间，减轻睡眠障碍程度、日间功能障碍程度及器质性失眠患者对催眠药物的

一、优化睡眠环境助眠

二、调整生活习惯助眠

三、合理饮食来助眠

四、传统和现代疗法助眠

五、求医就诊来助眠

六、睡眠误区早知道

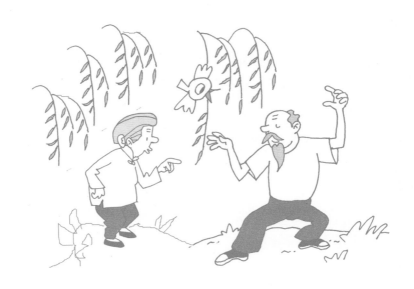

依赖度。

太极拳强调以意领气，以气运身，注重内外兼修。通过练习太极拳，可以调整呼吸，使呼吸变得深长均匀，有助于放松身心，帮助失眠人群进入深度睡眠。

相关研究也表明，太极拳可有效延长失眠症患者的睡眠时间，改善睡眠质量。

适当做点家务，别太闲

不少老年朋友退休后没有了工作时间的约束，

无事可做，晚上睡眠的驱动力减弱了。因此，退休后很多人容易出现失眠、睡眠质量下降的情况。

老年朋友如果不爱运动，或者身体状况不允许运动，那么可以尝试做点家务。尤其是对于男性来说，适当地做些家务，如洗碗、整理床铺、买菜、做饭、拖地或擦地、搬运重物、擦玻璃等。这不仅能让自己累一点，有助于睡眠，而且可以增进夫妻感情，减轻另一半的家务负担。

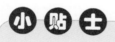

家务活动尽量安排在白天进行，晚上睡觉前避免繁重的家务活动。

不宜持续长时间地做家务，做一段时间便适当休息，活动一下颈椎、腰椎、手腕等。

使用带有轮子的清洁工具，如扫地机或吸尘器，以减少弯腰和提重物的麻烦。

家中的清洁工具、炊具等，应以轻便为主。

一、优化睡眠环境助眠

二、调整生活习惯助眠

三、合理饮食来助眠

四、传统和现代疗法助眠

五、求医就诊来助眠

六、睡眠误区早知道

9 欣赏音乐：舒缓神经，一觉到天亮

生活实例

　　孔先生年近六旬，睡眠一直不好，入睡困难，易醒。偶然的机会他听说音乐疗法对改善睡眠有积极的作用，就开始尝试选择了一些节奏舒缓、旋律优美的古典音乐，每天晚上睡前聆听一段时间。慢慢地，他发现自己入睡比以前快了，夜间醒来次数也少了，睡眠质量得到明显改善，白天也变得更加精神焕发。他感慨地说，音乐不仅让他找回了良好的睡眠，还让他重新感受到了生活的美好。

　　音乐应用于医学，已有数千年的历史。早在《黄帝内经》中就有五音疗疾的记载，将音阶中的"宫商角徵羽"与人体五脏的"脾肺肝心肾"对应，进行辅助治疗。无独有偶，古罗马和古埃及的历史

文献中也有"音乐为人类灵魂妙药"的观点。

随着时代的发展，音乐疗法也渐渐得到了医学界的认可。现代医学研究表明，音乐的不同音调振动，可以刺激大脑的特定区域，再经过下丘脑－垂体－肾上腺轴的相关神经系统，刺激内分泌、心血管、消化等系统，促进新陈代谢，增强抗病能力。实践证明，让失眠者听一些舒缓、轻柔的民族音乐、轻音乐，能缓解精神紧张，消除不安与烦躁，使人心平气和，情绪平稳、放松、安静，从而改善睡眠。

那么该如何运用音乐改善睡眠呢？

如今手机上的很多音乐类 App 都可以设置睡眠定时，时间到了自动关闭播放。可选择晚上睡前1 小时进行，时间不宜过长，每次时间为 20 ～ 30分钟，不宜单曲轮播，以免生厌。调整睡姿舒适后，选择相应的催眠曲，音量不要过大，应掌握在 20分贝以下，以舒适为度。听音乐时应全身投入，从音乐中寻求感受，保持室内环境安静，营造睡眠的氛围。

音乐疗法治疗失眠一般以 1 个月为 1 个疗程。听着美妙、舒缓的音乐，放松身体，能够使我们更

一、优化睡眠环境助眠

二、调整生活习惯助眠

三、合理饮食来助眠

四、传统和现代疗法助眠

五、求医就诊来助眠

六、睡眠误区早知道

快入睡。

有些人会有这样的体会，晚上外面下着雨，听着雨声，犹如催眠曲，慢慢地睡着了。其实，这就是人们所说的"白噪声"帮助睡眠。"白噪声"是指

小 贴 士

在音乐曲目的选择上，以下选择供大家参考。

镇定安神的乐曲如：《春江花月夜》《平沙落雁》，以及贝多芬的奏鸣曲、肖邦和施特劳斯的圆舞曲等。

催眠作用的乐曲如：《宝贝》《军港之夜》《平湖秋月》，以及莫扎特的《催眠曲》、门德尔松的《仲夏夜之梦》、舒曼的小提琴曲《小夜曲》《幻想曲》、巴赫的《G弦上的咏叹调》等。

焦虑引起的失眠，可欣赏乐曲《仙女牧羊》及韩德尔的组曲《焰火音乐》等。

过度疲劳引起的失眠，可欣赏《假日的海滩》《矫健的步伐》《锦上添花》等。

在可听到的频率范围内（20 ~ 20 000 赫兹），频率保持一致的声音，如下雨的声音、烧柴火的声音、流水的声音等。与音乐疗法相似，白噪声可以使大脑放松并掩盖其他可能会干扰睡眠的声音来源，从而促进睡眠，减少睡眠中断。

10 正确午睡：犹如充电

生活实例

王先生，68 岁，退休后并没有固定的午觉时间。有时忙起来就不睡午觉，有时则会睡上几个小时。他发现，如果不睡午觉，下午会感到疲倦，但午觉时间过长又会影响晚上的睡眠。因此，他正在尝试寻找一个适合自己的午觉方法。

一、优化睡眠 环境助眠

二、调整生活 习惯助眠

三、合理饮食 来助眠

四、传统和现代 疗法助眠

五、求医就诊 来助眠

六、睡眠误区 早知道

我国传统养生学提倡睡"子午觉"。"子时"是指 23 ~ 1 点，"午时"是指 11 ~ 13 点。传统养生学认为，睡"子时"可以养精蓄锐，而睡"午时"则可以顺应阳气的升发。因此，睡午觉在中医养生中具有特殊的意义。研究显示，有午睡习惯的老年朋友，其冠心病的发病率要比不午睡者低得多，这与午睡能舒缓心血管系统、降低紧张度有关。

因此，正确睡午觉，对于老年朋友保持身体健康和精神状态尤为重要。和王先生一样，很多老年朋友也在寻找一种正确且适合自己的午睡方式。那么，究竟该如何正确地睡午觉呢？

午餐后适当散步运动

午饭后，建议老年朋友等待一段时间再开始午睡。因为这时胃内充满了食物，午睡会影响胃肠道的消化吸收，导致人体血压下降，大脑供血、供氧不足。因此，建议待午餐结束，进行适当的散步或简单的伸展运动 10 ~ 15 分钟后再午睡。

营造舒适的睡眠环境

要确保卧室通风良好，湿度温度适宜，床铺舒适且符合身体需求。使用柔软的枕头和被子，能让午觉时身体得到充分的放松。（具体如何保持房间湿度温度适宜，床铺、被褥的选择可参考前文第一部分相关内容）

选择理想的午睡姿势

最理想的午睡体位是平卧位。因为平卧位可以使身体处于最舒服、最放松的状态，有利于解除身心疲劳。而趴着或坐着午睡可能会导致颈部和背部的不适，不利于健康。可以在头后垫一些柔软的物品做枕头。另外，双脚可以适当找地方平放，有利于全身的血液循环，放松下半身。

控制午睡时间

老年朋友的午睡时间不宜过长，建议 30 分钟到1 小时。因为午睡时间过长，机体容易进入深睡眠期，醒后会感到轻微的头痛、全身乏力、精神不佳，也会直接影响晚上的睡眠时间及质量。

一、优化睡眠环境助眠

二、调整生活习惯助眠

三、合理饮食来助眠

四、传统和现代疗法助眠

五、求医就诊来助眠

六、睡眠误区早知道

醒来后适当活动

醒后要有缓冲时间，一般午睡后，人在初醒时会有些许恍惚感。午睡醒来后别马上起来，先慢慢移动身体，腰板坐直，活动一下手脚及头颈部位。最好可以喝一杯温水补充水分，帮助清醒头脑。

当然，如果没有午睡习惯或没有睡意，也不必强迫自己午睡。夜间睡眠充足者，只要精力旺盛，不一定非午睡不可，一般不会影响身体健康。

小贴士

从阴阳交替的角度来看，午时是人体阳气最盛、阴气开始初生的时候，是天地之中阴阳的转折点。而在阳气最旺盛的午时，适当进行午休，可以帮助人体养阴，防止阳气过盛，达到阴阳平衡的状态。这种平衡状态对于维持人体的正常生理功能至关重要。有研究表明，即便是片刻的午觉，也是一种效率极高的睡眠。

11 睡前做好准备，是好眠的必修课

一、优化睡眠环境助眠

二、调整生活习惯助眠

三、合理饮食来助眠

四、传统和现代疗法助眠

五、求医就诊来助眠

六、睡眠误区早知道

生活实例

　　小区的毛女士退休两年了，睡眠很好，晚上躺下就能睡着，整天精力旺盛。有邻居向她请教睡眠法宝，她说睡前做好入睡准备很重要。邻居听了以后感觉她讲得很有道理。

　　如何科学地进行睡前准备，是老年朋友们一直关心的问题。睡前功夫做到位，确实能帮助老年朋友更好、更快地入睡，提高睡眠质量。为此，特总结适合老年朋友的"睡前准备四要点"。

热水泡脚：促进血液循环

　　脚是离心脏最远的部位，睡前用温热的水泡脚，对促进身体血液循环、加速新陈代谢、改善睡眠有好处。脚上有很多穴位，睡前温水泡脚，有如用艾条"温灸"脚上的穴位，可以疏通经络，加强脏腑的功能。

因此，可以每晚睡觉前用温水（40～50℃）泡脚，水深至少要超过踝关节，同时按摩脚心、脚趾及相应部位，每天坚持20～30分钟。

现在市场上有各式各样的足浴盆，有些有电动按摩作用，也很方便。如果经济条件允许，也可以一试。不过，我们还是建议温水泡脚，自己按摩脚底，可以活络筋骨，促进自身血液循环。

洗个热水澡：消除疲劳

生活中，很多人有睡前泡澡的习惯。睡前洗个热水澡，可使全身的毛细血管扩张，血液循环加速，皮肤供血增加，大脑相对供血减少。这有助于放松肌肉，消除疲劳，有镇静安眠的作用，更容易入睡。

洗澡时，控制水温为37～40℃。老年朋友尽量采用淋浴，避免在浴缸中长时间浸泡。洗澡时间不宜过长，15分钟左右为宜。对于年龄较大的老年朋友，洗澡时需要有旁人照护，以防跌倒。

睡前梳梳头：消除烦躁

头部有丰富的穴位，如上星、神庭、百会等。梳头可刺激这些经穴，按摩头皮，增加头皮的血液循环，有助于缓解紧张的头皮和减轻头痛，可帮助消除烦躁情绪，进而起到促进睡眠的作用。

建议选择一个适合自己发质的梳子，最好是木质或牛角等天然材质的梳子。梳头时避免用力过猛，以免头发断裂或头皮受损，每分钟 25 ～ 35 次，以局部略有酸胀感为度。要特别关注发际线的部分，沿着发际线进行梳理，可以帮助放松额头和太阳穴的紧张感，促进睡眠。

选择适合自己的睡姿

患有心脏病的老年朋友，最好多右侧侧卧，以免造成心脏受到压迫而增加发病的概率。

肺气肿、哮喘、肺部患病者，除了抬高头部以外，还要经常采取侧睡方向，这样呼吸更加顺畅且有利于痰液排出。

一、优化睡眠 环境助眠

二、调整生活 习惯助眠

三、合理饮食 来助眠

四、传统和现代 疗法助眠

五、求医就诊 来助眠

六、睡眠误区 早知道

养成健康的睡前习惯

可以尝试建立一些健康的睡前习惯，如进行深呼吸或冥想练习等，这些活动有助于放松身心，促进良好的睡眠。

有了健康的睡前习惯，就不怕睡不着觉了！老年朋友们，您说是不是？

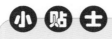

许多人习惯在睡前使用电子设备来放松或消磨时间，但这种行为实际上可能成为一种不良的睡眠习惯。

长期使用电子设备作为入睡前的"例行公事"，可能使大脑产生错误的关联，将电子设备与睡眠联系起来，干扰睡眠的正常进行。

因此，建议在临睡前的 1 小时减少电子产品的使用。

一、
优化睡眠
环境助眠

二、
调整生活
习惯助眠

三、
合理饮食
来助眠

四、
传统和现代
疗法助眠

五、
求医就诊
来助眠

六、
睡眠误区
早知道

12 忧思过度则不寐

生活实例

　　一位老年患者让笔者印象深刻。初见她时看上去面容憔悴，愁云密布，因失眠、心悸前来问诊。与之交谈后了解，其丈夫1个月前突然离世，她悲伤不已，夜晚久久不能入睡，常常以泪洗面。笔者指出，该患者的失眠问题主要还是由于忧思过度导致的，除了嘱咐其日常调理注意事项外，还给予了开导。该患者在后来复诊的日子里，精神状态越来越好，失眠的情况也得到了改善。

在生活中我们常可以看见类似这样的例子，因为亲人的离世悲伤过度，生理和心理都受到了巨大的影响，从而出现失眠、食欲不振、焦虑等情况。中医学认为，情志活动与五脏的功能密切相关，其中心藏神，主管人的精神意识思维和心脏脉络，如果长时间处于悲伤的状态，则会导致心气郁结，引起心神不宁的情况发生。明代张介宾所著的《景岳全书·不寐》中提到"神不安则不寐"，心神不宁的人最容易出现睡眠问题。

相关数据显示，女性出现失眠的概率为男性的1.3～1.7倍，且随着年龄的增长失眠风险也更大。那为什么女性更容易受到睡眠问题的困扰呢？

从生理学角度来看，女性的身体激素常处于波动状态，在青春期、月经期、更年期等生理周期更容易出现失眠的情况。例如更年期女性就会因雌激素和褪黑素分泌的减少而常出现睡眠问题。

从心理层面来看，女性心思更加细腻敏感，更容易受到身边琐事的影响。有的女性对于情感的表达更加委婉，有事都藏在心里，时间久了睡眠就容易出现问题。有研究也表明，女性大脑区域中存在与雌激素相关的受体，当同时出现情绪障碍、疼痛、肥胖等困扰时，一系列反馈调节通路会被激活，使失眠障碍问题更加恶化。

因悲伤、心事重等心理因素引起的睡眠问题，我们可以通过情志疗法来进行调节。

（1）消除心因法：了解自己 / 家人的心结所在，例如因接受不了亲人离世悲伤过度而引起的失眠，患者可以通过哀悼的方式完成对逝者的怀念与追悼，这也是接受亲者离去的过程。

（2）顺意法：家人主动倾听其心事，诱导对方吐露心声，了解其内心症结，顺从其心意或满足其某些意愿，解决其心结。

（3）移情易性疗法：即通过专注于某些事情将注意力转移到感兴趣的事情而忘掉不愉快的事情。改变心态，从而使不良情绪得到缓解，达到改善失眠的目的。包括听音乐、打太极拳、跳广场舞、练瑜伽等。

（4）以情胜情法：应用中医情志疗法的"以喜胜悲（忧）"的理论依据，有意识地激发家人 / 自己的某些情绪反应来抵消、抑制或消除原有的负面情绪。

一、优化睡眠环境助眠

二、调整生活习惯助眠

三、合理饮食来助眠

四、传统和现代疗法助眠

五、求医就诊来助眠

六、睡眠误区早知道

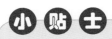

心神不宁，常揉膻中穴

膻中穴在两乳头连线的中心处。《素问·灵兰秘典论篇》中载，膻中者，臣使之官，喜乐出焉，而心在志为喜，说明膻中穴可以很好地调节心的功能。多揉揉膻中穴，对人的心神、情志有较好的调节作用。揉上100次左右，可以宽胸理气，调畅情志，通达经络，变忧为喜。

13 少操心、少烦心，自然睡得安稳

 生活实例

唐女士是一名退休的人民教师，最近在帮女儿带3岁的小外孙。唐女士对小外孙疼爱得

不得了，既会接送幼儿园的上下学，生活中还会负责孩子的教育。但在教育理念上，唐女士跟女儿有分歧。唐女士是操心越多，生气也越多，经常晚上感到委屈、难过，睡不着。

"隔代亲"自古有之，儿孙满堂、承欢膝下可能也是许多老年朋友所向往的生活场景。小朋友总是充满了活力和生命力，由此带来的天伦之乐是老年朋友情感生活中不可缺少的一部分。如今帮衬子女带孙辈的场景并不少见，根据中国老龄科学研究中心的调查数据显示，我国参与隔代照顾孙辈的老人比例高达 66.47%。这既是血缘亲情使然，也源自对子女的爱和支持。但由于年龄和时代不同，父母与孩子在生活观念、孙辈教育等问题上难免会出现矛盾，这心操多了，有时还挺累。

家人也要有边界感

边界感，简单来说就是要知道什么是子女的事，什么是我的事，做事不越界。作为长辈，可以向子

一、优化睡眠环境助眠

二、调整生活习惯助眠

三、合理饮食来助眠

四、传统和现代疗法助眠

五、求医就诊来助眠

六、睡眠误区早知道

女表达想法和观念，但也要尊重他们的意见。不要把自己的处事方式强行安在孩子们的身上，即使他们不接纳，也不要干预。少操心，少烦心，自己也能睡得安稳。

大权交给子女

养育孩子是父母的责任，不是祖父母的责任，因此"孩子该怎么养"还是让子女们做决定。在子女教育孩子时，我们不插嘴；在子女管教孩子时，我们不心疼；在出现问题时，我们不指责。当孩子的父母制定了规则，我们不要轻易地去打破。例如有的父母不让孩子吃饭前吃零食，我们应该跟子女达成一致，不要偷偷给孩子吃，尊重子女的教育方式。尊重多了，矛盾就少了，心里舒坦了，觉自然就睡得好了。

思想观念要与时俱进

随着时代的发展，我们不能再以从前的眼光看待现在的问题，也不能再用从前的教育方式来教育现在的小孩。社会在发展，我们也应与时俱进，在教育观念上加强学习，掌握科学的教育方法，积极与孩子的父母进行沟通，在教育理念上达成一致。并不断学习新知识、新事物，用科学的理念和方式来照顾孩子。不溺爱、不偏爱，培养孩子的独立能力。开拓思维，很多事情更能看得开，想得开，不将负面情绪积在心里，更能安然入睡。

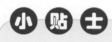

"儿孙自有儿孙福"的下一句是"莫为儿孙做马牛"，这句话直至今日对我们仍有启示意义。

孩子们有孩子们的人生，老年人也有老年人的人生。老年人给予孩子适当的帮助是情分，但这不应该成为老年人的负担！

适当放手，少操心，让他们过好他们的生活！老年人也有自己的生活，少操心、少烦心，这样晚上会睡得安稳。

一、优化睡眠 环境助眠

二、调整生活 习惯助眠

三、合理饮食 来助眠

四、传统和现代 疗法助眠

五、求医就诊 来助眠

六、睡眠误区 早知道

14 多参加社交活动：心情舒畅，睡眠无忧

生活实例

　　于女士自从退休以后，突然有了孤独感。上班的时候可以和同事唠唠家常，聊聊工作，时间总是过得特别快。而退休后，老伴喜欢下象棋，吃完早饭后就会到公园消遣，以棋会友。儿子女儿也不在身边，连个说话的人也没有。于女士只能开着电视机待一天，每天也没什么精神，还影响到了晚上的睡眠，这该如何调节呢？

　　人是群居动物，社交是基本需求。随着年龄的增长，我们会发现社交圈越来越小，越来越固定，但是对于社交互动的需求并没有减弱。当社交需求没有得到满足，老年人就容易产生负面情绪，例如

会感觉孤独、失落等。老年朋友为什么更需要多与人交流，多说话呢？

首先，与家人、朋友、邻居多交流、多说话，这样会降低孤独感。既能将心里的情绪排解出去，也能从对方获得情感的支持，缓解孤独感，在积极的氛围中，有利于老年朋友减少焦虑和抑郁。

其次，可促进身体健康。整体来看，我国老年人社交活跃度还是比较低的。多项研究发现，社交活动频率的减少会增加老年人的失能率，而参与社交活动对老年人预防失能和促进身体健康具有积极作用。例如社交活跃是高血压患病的保护因素，还能够使大脑保持活跃，减缓认知功能的衰退。

最后，增加社会参与。社交也是获取信息的一种方式，尤其是在老年大学、兴趣俱乐部等平台，形成良好的社交网络，可避免与社会脱节。

当然，社交要选择"好"的交流对象，"话"要讲给懂的人听。烦恼时与能够理解你的人多聊聊，困惑时与智慧的人多聊聊，琐事多时与身边的人多聊聊。聊点什么也很重要，负面的情绪、伤感的话题当然也可以聊，但尽量避免经常提起，说得多了

一、优化睡眠环境助眠

二、调整生活习惯助眠

三、合理饮食来助眠

四、传统和现代疗法助眠

五、求医就诊来助眠

六、睡眠误区早知道

容易越聊越难过。

如今社交已经不局限于线下，有很多老年朋友会把自己的生活分享在网络上。例如养花日记、自驾游经历、做饭的经验等，因此还收获了不少粉丝。但在网络上分享生活，要注意隐私的保护，不要过多泄露自己的个人信息。

总体而言，参与社交活动是为了能够让我们拥有更加舒畅的心情，充实的生活，过得开心了，睡眠自然也更好。

小贴士

在与他人交流时，除了"讲"，"听"也是不可缺少的一部分。倾听既是尊重别人的一种表现，也能够更加全面地了解信息。最重要的是"倾听"的动作能够加深交流的连接，使彼此的关系更加紧密。

交流舒畅了，心安了，烦心的事解决了，睡眠自然就好了。

三

合理饮食来助眠

15 助眠食物：让你和失眠说再见

生活实例

朱女士有失眠困扰，很想通过饮食改善睡眠。她知道喝了咖啡就容易睡不着，因此在日常生活中从不喝咖啡。但对于吃点什么有助于睡眠不是很了解，那到底吃点什么可以改善睡眠呢？

生活中有很多食物是天然的"助眠食品"，常吃有助于睡眠，借助助眠食物的力量，老年朋友们就可以睡得更好更香，好睡眠是可以吃出来的！

燕麦

提起燕麦，大家对它的印象可能是膳食纤维丰富，可以控制血糖、血脂。但还有研究发现，它能够诱导血清素和褪黑素的产生，少量就能起到促进睡眠的效果。

目前市面上的燕麦产品也比较多，既有可以直接泡水、泡牛奶吃的即食燕麦，也有需要煮熟后才能食用的燕麦。这里建议大家还是选择纯燕麦米，煮熟后食用比较合适。

浆果类食物

浆果类食物包括草莓、树莓、蓝莓、黑莓等。这些食物口感酸酸甜甜，富含膳食纤维、叶酸、维生素C等营养素及黄酮类、花青素、多糖等生物活性物质，具有强大的抗氧化特性。

美国学者研究过食用浆果和睡眠之间的关系，结果发现浆果可以改善睡眠质量和持续时间。尤其是浆果中的黑莓，与不吃黑莓的人群相比，常吃黑莓的人群睡眠困难的概率约降低36%。

《中国居民膳食指南（2022）》建议我国居民每天摄入 200～350 克的水果，老年朋友们可以优先选择浆果类食物。

香蕉

香蕉中含有镁离子和复合胺类物质，镁离子有

一、优化睡眠环境助眠

二、调整生活习惯助眠

三、合理饮食来助眠

四、传统和现代疗法助眠

五、求医就诊来助眠

六、睡眠误区早知道

助于神经放松，缓解肌肉压力；复合胺类物质则具有良好的助眠安神作用。因此，每天可适量食用香蕉。

开心果

开心果也隐藏着"助眠神器"，其富含多种有助于睡眠的天然成分，如多酚类物质，维生素 B_6、镁、褪黑素等，不仅可以放松情绪，还能够缩短入睡时

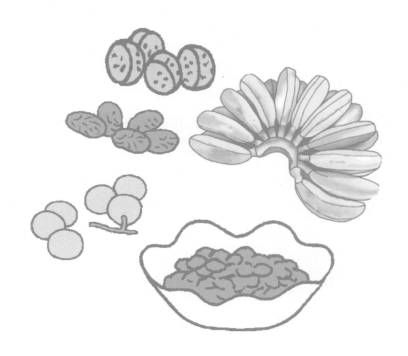

间，并帮助延长深睡眠。

尤其是其褪黑素含量较高，1 克开心果中约含有 0.23 毫克的褪黑素，成人褪黑素的每日摄入量为 1 ~ 3 毫克比较合适，5 克（约 8 颗）开心果就约含有 1.15 毫克的褪黑素。因此，具有睡眠困扰的朋友不如每天适量吃点开心果，助力好睡眠。

核桃

核桃被称为"长寿果"，我们都知道核桃补脑，其实它还是公认的褪黑素的天然来源，富含蛋白质，且氨基酸种类齐全。

其中，色氨酸可以促进血清素和褪黑素的分泌，谷氨酸可促进 γ - 氨基丁酸的合成，这些都是核桃中改善睡眠的功能成分。

核桃属于坚果类，每天吃 3 ~ 4 颗核桃仁即可，磨成粉，搭配黑芝麻一起吃则效果更佳。但对患有胆囊疾病的老年朋友来说，不适合多吃核桃。

杏仁

杏仁中富含矿物质、维生素及不饱和脂肪酸，

一、优化睡眠环境助眠

二、调整生活习惯助眠

三、合理饮食来助眠

四、传统和现代疗法助眠

五、求医就诊来助眠

六、睡眠误区早知道

能有效调节褪黑素水平，改善睡眠质量。特别是杏仁富含镁元素，镁是舒缓肌肉的良药，有助于放松身心。

每天可适量食用，如食用 30 克杏仁就能提供日常所需的 19% 的镁。

红枣、桂圆

红枣具有补中益气、养血安神的功效，桂圆则能养血安神、补益心脾。可以将红枣和桂圆加入煮粥或泡茶中食用，有助眠作用。

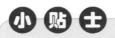

小 贴 士

助眠食物除了上面所列的例子以外，还有很多种，老年朋友们可以因人制宜，结合各自喜好、身体实际情况酌情选用。

虽然这些食物对睡眠有益，但不能代替药物治疗。如果睡眠问题严重，还需要在医生的指导下进行专业治疗。

16 喝出来的好睡眠

一、优化睡眠 环境助眠

二、调整生活 习惯助眠

三、合理饮食 来助眠

四、传统和现代 疗法助眠

五、求医就诊 来助眠

六、睡眠误区 早知道

生活实例

　　谢女士最近刷短视频的时候被一款花草茶吸引，说是对促进睡眠很有效果，她买来尝试了一段时间后觉得效果不佳，花了冤枉钱。那到底喝点什么更有助于睡眠呢？

　　目前市面上宣称具有助眠效果的产品多种多样，挑选起来确实不易。其实，我们日常生活中十分常见的一些小饮品就具有助眠的效果，可让大家不用花冤枉钱，就能轻松拥有好睡眠。以下四种饮品，不妨先试试看。

温牛奶：促睡眠

　　研究证明，睡前喝牛奶对入睡时间和总的睡眠时间都会有很大的改善。牛奶中含有色氨酸，可以帮助血清素和褪黑素的合成，对促进睡眠至关重要。牛奶中还含有各种抗氧化剂和抗炎蛋白，这些成分也可能有助于改善睡眠。在一项有 768 名受试者参与的横断面研究中发现，定期摄入牛奶与患睡眠障碍的风险降低有关，牛奶摄入量与睡眠障碍的益处显著相关，尤其是在老年人和男性中。《中国居民膳食指南（2022）》建议，成年人每天应摄入 300 ～ 500 毫升牛奶，但咱们睡前可别一次性喝这么多，大约 200 毫升就足够了。

小米粥：暖胃安神助睡眠

小米被称为"五谷之首"，其中色氨酸的含量也为谷类之首。中医学认为，小米具有健脾和胃、补虚安神、和中益肾、除热解毒的功效。小米粥更是有"代参汤"的美誉，小火慢熬出来的小米米油滋补效果更佳，尤其适合脾胃不好的失眠人群食用。小米粥好消化，睡前喝一碗小米粥，不仅暖脾胃，增强脾胃功能，还能养心安神，使胃和眠更安。在熬小米粥时，我们还可以放一些龙眼肉、红枣等食物，助眠效果更佳。

蜂蜜水：安睡眠

《神农本草经》中记载，蜂蜜能安五脏、益气补中、止痛解毒、除百病、和百药、久服轻身延年，可见蜂蜜有很好的保健作用。现代研究也表明，蜂蜜中所含的葡萄糖、维生素及镁、磷、钙等物质，能调节神经系统，缓解神经系统的紧张，起到促进睡眠的作用，特别是对于神经衰弱者来说。需要注意的是，冲蜂蜜尽量选用温水（温度不超过 50℃），以减少营养物质流失。

食醋水：助睡眠

醋是家中常见的调味品，也有很好的助睡眠效果。醋能诱发机体产生 5- 羟色胺，从而加强镇静催眠作用。不管是白醋还是食醋，加一汤匙兑入温开水中，睡前饮用即可，尤其适合于高血压引起的失眠。但需要注意的是，此方法不适合患有消化道溃疡、胃酸分泌过多的朋友使用。

助眠饮品宜在睡觉前 3 小时饮用，一次饮用200 毫升左右即可。临睡前不宜大量饮水，睡前大

一、优化睡眠环境助眠

二、调整生活习惯助眠

三、合理饮食来助眠

四、传统和现代疗法助眠

五、求医就诊来助眠

六、睡眠误区早知道

量饮水会对肾脏造成负担。同时，夜尿的增多，会增加起夜次数，不利于睡眠的维持。

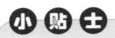

"睡前禁品"要知道

不少老年人爱喝浓茶和咖啡，每天都要喝，一天不喝好像少了点什么。但对于经常会失眠的老年人而言，浓茶、咖啡就是"睡前禁品"，会让本就脆弱的睡眠雪上加霜。

（1）避免浓茶干扰睡眠：茶叶中含有的生物碱成分，尤其是咖啡碱、可可碱和茶碱不仅可以提高神经中枢的兴奋性，还能使心功能亢进，精神兴奋，使人久久不能入睡。茶水还有利尿作用，睡前喝茶会增加起夜次数，干扰睡眠，在老年朋友中更为明显。因此，平时有饮茶习惯的老年朋友，建议白天饮茶。每天茶叶的用量不宜过多，12～15克，以淡茶为宜，可分3～4次冲泡。

（2）咖啡上午喝更好：对于咱们老年朋友来说，喝咖啡要适度。每天摄入过多的咖啡不仅容易使睡眠质量变差，还容易导致骨质疏松症。因此，建议喜欢喝咖啡的老年朋友，首选加了牛奶的拿铁咖啡，每天最多喝 2 杯咖啡。忌睡前喝咖啡，并同时注意钙的补充。

一、优化睡眠环境助眠

二、调整生活习惯助眠

三、合理饮食来助眠

四、传统和现代疗法助眠

五、求医就诊来助眠

六、睡眠误区早知道

17　有效助眠食疗方举例

生活实例

小区的罗老师退休后组织了一个老年食疗爱好者社团，经常组织社团成员在一起学习中医食疗知识。她了解到不少老年成员有失眠的困扰，经常睡不着觉。于是她就联系社区卫生服务中心的中医专家来小区给大家科普一下中医食疗防治失眠的知识，特别是给大家推荐一些有效助眠的中医食疗方。那到底有哪些有效的助眠食疗方呢？

失眠在中医学中属于"不寐""夜不瞑""不得卧"等范畴，《失眠症中医临床实践指南（WHO/WPO）》将失眠的病机概括为阴阳气血失和、五脏不安，以致神明被扰。其病位在心，与五脏均相关。孙思邈在《备急千金要方》中曾写道"食疗不愈，然后命药"，这就告诉人们，在日常生活中遇到健康小问题，可以先尝试用食疗的方式进行调养与疗愈。

中医学认为"药补不如食补"，食疗在疾病预防与辅助治疗方面发挥着重要的作用。因此，在改善失眠方面，我们也可以借助药食两用食疗的力量，通过食疗的方式助眠。

百合莲子粥：清心安神助睡眠

百合味甘、性微寒，可清心安神，非常适合老年朋友食用，不仅可以煮粥煲汤，也可以在炒菜的时候放一点丰富味道。百合莲子粥可清心健脾、安神。取百合干 15 克、去心莲子 20 克、粳米 50 克，将百合干、去心莲子用清水浸泡 30 分钟，与洗净的粳米一起放入砂锅中，加适量清水用文火熬煮成粥食用。也可加适量冰糖进行调味。

茯苓粥：健脾安神助睡眠

茯苓味甘、淡性平，具有利水渗湿、健脾安神的作用，尤其适合心神不宁、心悸失眠的老年朋友食用。现代研究也表明，茯苓中的茯苓三萜酸能够增加 γ-氨基丁酸（GABA）的含量，从而促进睡眠。平时可以将茯苓打成粉，取粳米 50 克洗净后熬煮成粥，在出锅前 10 分钟放入 20 克茯苓粉，搅拌稍煮即为茯苓粥。清代《食鉴本草》中记载茯苓粥治虚泄脾弱，又治欲睡不睡，大家可以试一试。

龙眼大枣粥：补心脾助睡眠

中医学认为，思虑过度，劳伤心脾，可致失眠健忘、神倦乏力。而龙眼肉甘温，善补益心脾且甜

一、优化睡眠 环境助眠

二、调整生活 习惯助眠

三、合理饮食 来助眠

四、传统和现代 疗法助眠

五、求医就诊 来助眠

六、睡眠误区 早知道

美可口，不滋腻，可以经常食用。如取龙眼肉 10
克、大枣 5 枚，与 50 克粳米同煮成龙眼大枣粥，
可养血安神、补中益气。睡前喝牛奶的时候也可以
加两颗龙眼肉，能使睡梦更香甜。

大枣食疗方：养血安神助睡眠

大枣味甘性温，具有补中益气、养血安神的
作用。

（1）甘麦大枣汤：此汤源自张仲景的《金匮要
略》。取甘草 6 克、大枣 5 枚、小麦 15 克，用水
浸泡后煮沸，小火煎煮半小时，取滤液；再加水煮
开，煎煮约半小时，取滤液。将 2 次滤液合并，每
日 2 次温服，喝汤食枣。此汤可养心安神、补脾益
气，对于失眠、盗汗、烦躁不安、悲伤欲哭、神经
衰弱者，尤为适宜。

（2）速睡汤：用大枣 10 枚，葱白 3 根，加入适
量清水同煮 20 分钟左右，这道速睡汤尤为适合心脾
两虚（心慌气短、失眠多梦、头晕、健忘、面色萎
黄、神疲乏力、饮食减少、腹胀便溏）的老年朋友
睡前饮用。

（3）睡沉汤：也可以准备芹菜 3 根、大枣 10 枚、枸杞子 1 勺，加入适量清水同煮 15 分钟服用。这道睡沉汤能够让我们睡得更安稳。

18 因时施膳：养生好眠

生活实例

小区有一个中医食疗爱好者社团，热心的组织者经常组织老年人在一起学习中医药知识。在学习到四季养生的内容时，就有老年人提出，现在那么多的老年人睡不好觉，能不能组织一次介绍春夏秋冬四季失眠食疗方面的讲座，给大家介绍一下在春夏秋冬四季如何选择合适的饮食来帮助睡眠呢？

一、优化睡眠 环境助眠

二、调整生活 习惯助眠

三、合理饮食 来助眠

四、传统和现代 疗法助眠

五、求医就诊 来助眠

六、睡眠误区 早知道

《灵枢·顺气一日分为四时第四十四》有云："春生，夏长，秋收，冬藏，是气之常也，人亦应之。"意思是说，万物生长顺应四时规律，人之饮食也应"因时制宜"。在这里为大家介绍几款适合不同季节食用、改善睡眠的食疗方。

春季饮食选择：疏肝郁助睡眠

春天阳气初生，肝气升发，此时适合食用一些疏肝解郁的食物，以缓解肝气郁结引起的入睡困难、多梦易醒等问题。可常食玫瑰花、杭菊、白芷、春笋、芹菜、萝卜、荞麦等食物。此外，当春之时，食味宜减酸增甘，以养脾气。故此时应减酸增甘，多食一些陈皮、佛手、莲子肉、山药、芡实、谷芽、麦芽等健脾食物。

如陈皮二花茶。陈皮 6 克、干月季花及干玫瑰花各 5 克。将以上原料放入养生壶中，加适量清水煮沸即可，可随时饮用。方中陈皮理气健脾，月季花疏肝解郁，玫瑰花疏肝理气。本方尤其适合于春季肝气不舒引起的入睡困难、易醒多梦的老年朋友饮用。

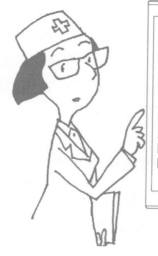

春季宜疏肝郁助睡眠
夏季宜清心火助睡眠
秋季宜解燥热助睡眠
冬季宜补肾气助睡眠

一、优化睡眠 环境助眠

二、调整生活 习惯助眠

三、合理饮食 来助眠

四、传统和现代 疗法助眠

五、求医就诊 来助眠

六、睡眠误区 早知道

夏季饮食选择：清心火助睡眠

夏天心火易旺，暑热易扰心，很多人会心烦睡不着，适合吃一些清热泻火、安神助眠的食物。如菊花、薄荷、荷叶、金银花、莲子、百合、酸枣仁等。如民间常用莲子心泡茶，夏季常饮，可清心火，助睡眠。但莲子心苦寒，不宜空腹服用，胃寒怕冷者不宜喝莲子心茶。

再如枣仁莲子饭。酸枣仁 10 克、莲子 20 克，粳米 100 克。酸枣仁煎煮取汁液，待用。锅中加水，放入酸枣仁汁、莲子和粳米，共煮成饭即可。酸枣仁能滋养心肝、安神。莲子可养心安神、补肾固精，常用于失眠多梦、心悸、五心烦热等症。现代医学认为，莲子含有的莲子碱、芳香苷等成分，有镇静作用。本品尤其适合于夏季炎热而致的失眠、睡眠欠佳者。

秋季饮食选择：解燥热助睡眠

秋季多燥，饮食宜润肺养阴、清热润燥。可选择一些滋阴润燥的食物，如石斛、玉竹、香蕉、蜂蜜、梨、葡萄、藕、乳制品、百合、银耳、豆浆、芦笋、杏仁等。秋季调养情绪也很重要，中医学认为，忧伤肺。秋季万物萧瑟，人们的情绪常常和惆怅、忧伤相伴，不良的情绪会引起失眠。B族维生素可以营养神经，调节内分泌，达到平衡情绪、松弛神经的效果。粮谷类食物富含B族维生素，可促进新陈代谢，松弛神经；香蕉能增加大脑中使人愉悦的5-羟色胺的含量，帮助摆脱悲观、烦躁的情绪，保持平和、快乐的心情；杏仁富含镁、钾等重要的神经传导物质，有利于稳定神经系统，帮助更好的睡眠。

如百合鸡子黄汤。鲜百合 30 克、鸡蛋黄 1 个、冰糖适量。百合洗净，加水煮开，继续煮约 20 分钟。再加入鸡蛋黄、冰糖（糖尿病患者不用）稍煮，温服。每日服 2 次。本方出自东汉医圣张仲景的《金匮要略》，原用于治疗百合病见心悸、失眠、盗汗、颧红而失泽，或神志失聪、沉默少言、舌红少苔、脉虚数者。方中百合可养心安神，鸡蛋黄能滋阴润燥，疗心烦不眠、热病惊厥。本方适合于失眠、心烦潮热、情绪不宁者，可常食。

冬季饮食选择：补肾气助睡眠

冬季天气寒冷，宜多补充能量，睡眠充足，养精蓄锐。藏肾精，可多食芡实、枸杞子、山药、板栗、海参、泥鳅、桑椹、黄精、虫草花等食物。饮食宜温，可常食羊肉、牛肉、肉桂、大枣、核桃仁、肉苁蓉等食物。食粥养生防病一直是国人的保健方法，冬天喝一碗热乎乎的粥最合适了。

如茯苓枸杞板栗粥。小米 50 克、枸杞子 10 克、板栗仁 6 颗、茯苓粉 20 克。将小米和板栗仁洗净，放入锅中，加适量清水煮至将熟时，加入枸杞子和

一、优化睡眠环境助眠

二、调整生活习惯助眠

三、合理饮食来助眠

四、传统和现代疗法助眠

五、求医就诊来助眠

六、睡眠误区早知道

茯苓粉，稍煮成粥。此方具有补肾宁心、益气安神的作用。方中枸杞子补肾填精，板栗仁被誉为"肾之果"，补肾益气，尤其适合冬天食用。《本草汇言》记载，茯苓补脾益肺，可利水渗湿而安神益肾。现代研究也表明，其对促进睡眠有积极作用。

19 晚餐要适量：胃和则卧安

生活实例

韩女士和女儿女婿住一个小区，每天韩女士和老伴会接送小外孙上下学，晚上女儿女婿下班了也会来家里一起吃晚饭。韩女士心疼女儿女婿上班辛苦，而且小外孙又是长身体的时候，因此每天晚上都会把晚饭做得十分丰盛，红烧肉、油焖大虾、炖牛肉、炒青菜应有尽有。老伴反映晚饭吃得太油腻，睡得不好。这让韩女士很委屈，辛辛苦苦准备的饭菜却影响了老伴的睡眠，这是什么原因呢？

这实在是让人哭笑不得。有些老年人为了减肥晚上不吃饭，结果饿得睡不着；而有些老年人晚上吃得丰盛一些，结果撑得睡不着。《素问·逆调论篇》提及"胃不和则卧不安"，指出脾胃要是不舒服了，则睡眠也会受到影响。那么晚饭该怎么吃，能让脾胃舒服，睡得也香呢？

选择清淡、易消化的食物

清淡食物：避免油腻、辛辣和刺激性食物，如辣椒、芥末、奶油、肥肉等。这些食物不利于消化，且容易加重肠胃负担。可以选择小米粥、大米粥、软面条等清淡的主食，并适当搭配新鲜的蔬菜，如白菜、菠菜等。

易消化食物：摄入易消化的食物，如鸡蛋、瘦肉、各种谷类食物等。这些食物营养丰富且易消化，可以避免因为消化不良引起的腹胀腹痛问题。

一、优化睡眠 环境助眠

二、调整生活 习惯助眠

三、合理饮食 来助眠

四、传统和现代 疗法助眠

五、求医就诊 来助眠

六、睡眠误区 早知道

适量摄入健脾养胃的食物

健脾养胃食材：如山药、南瓜、土豆、胡萝卜、板栗等。山药具有健脾益气的作用，胡萝卜可以健脾化滞，适量摄入这些食物有助于脾胃健康。

粥类食物：如山药粥、南瓜粥等。这些粥类食物不仅容易消化，而且含有丰富的营养成分，对胃黏膜有一定的保护作用。

注意营养均衡

蛋白质摄入：晚餐可以适量摄入高蛋白质、低脂肪的瘦肉类、鱼虾类、蛋类等。这些食物不仅提供丰富的蛋白质，而且脂肪含量较低，有助于维持营养均衡，促进睡眠。

膳食纤维：摄入足够的膳食纤维，如蔬菜、水果等。膳食纤维可以促进肠道蠕动，帮助消化和排泄，对脾胃健康有益。

避免过饱

控制食量：晚餐不宜过饱，七八分饱最合适。过饱会增加肠胃负担，影响睡眠质量。

细嚼慢咽：进食时要细嚼慢咽，一顿晚餐保持15～20分钟的就餐时间。细嚼慢咽可以让大脑提前接受饱腹信号，避免过多进食。

避免影响睡眠的食物

避免刺激性食物：如咖啡、浓茶等含有咖啡因的饮料，以及辣椒、芥末等刺激性食物。这些食物可能会影响睡眠质量。

选择安神食物：晚餐可以适量选择具有安神补脑作用的食物，如牛奶、蜂蜜、龙眼肉等。这些食物有助于放松身心，促进睡眠。

晚餐后适当活动

晚餐后半小时可以进行简单的散步等运动，有助于促进消化和吸收。避免饭后久坐或久卧不动。

综上所述，韩女士以后准备晚饭时，在照顾小外孙长身体的基础上，应适当选择清淡易消化、健脾养胃的食物。让老伴注意节食，注意营养均衡和适量摄入，避免过饱和刺激性食物的摄入。同时，晚餐后适当活动也有助于促进消化和睡眠。通过合理的晚餐安排，可以老伴让脾胃舒服且睡得香。

一、优化睡眠环境助眠

二、调整生活习惯助眠

三、合理饮食来助眠

四、传统和现代疗法助眠

五、求医就诊来助眠

六、睡眠误区早知道

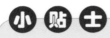

一周晚餐食谱，尤其适合 50 岁以上人群食用，大家可以按照自己的食量及人数安排具体用量。

时间	食　谱
周一	鸡丝荞麦面（鸡胸肉、黄瓜、胡萝卜、荞麦面）200 克 / 人，蓝莓 50 克 / 人
周二	芹菜肉丝（芹菜、猪肉）100 克 / 人；茯苓粥（见第 65 页）150 克 / 人；花卷 1 个50 克 / 人；蒜蓉菠菜 100 克 / 人
周三	糙米饭（藜麦、小米、粳米）100 克 / 人；西芹百合炒虾仁（西芹、虾仁、百合）100克 / 人；卤瘦牛肉 50 克 / 人；猕猴桃 1 个 / 人
周四	藜麦饭（藜麦、粳米）100 克 / 人；红烧鲫鱼 80 克 / 人；蒜蓉西兰花 100 克 / 人
周五	龙眼大枣粥（见第 65 ~ 66 页）200 克 / 人；凉拌藕丝 100 克 / 人；开心果 10 颗
周六	猪肉荠菜小馄饨 200 克 / 人，水煮青菜100 克 / 人；核桃仁 3 颗
周日	百合莲子粥（见第 64 ~ 65 页）150 克 / 人；素三鲜（黑木耳、芹菜、胡萝卜）150 克 / 人；红烧鸡翅 70 克 / 人

四

传统和现代疗法助眠

20　芳疗助眠：方兴未艾

生活实例

　　金女士最近烦心事比较多，老伴突发脑出血住院了。儿子儿媳在外地，工作忙，偶尔赶过来照顾几天，又要赶回去上班。金女士一个人忙着医院家里两头跑，自己血压也高了，心情烦躁，好几个晚上没睡好了。和邻居诉苦，邻居推荐她用一些香薰精油试试。金女士用了一段时间，感觉人放松了，情绪也慢慢好转，睡眠也好多了。

　　上述实例中，帮助金女士睡得好的就是芳香疗法。芳香疗法可以追溯到古埃及和古印度时期，在我们国家香疗的历史也较为悠久。早在殷商时期就有相关记载，《黄帝内经》更是将佩香法，即佩戴香囊纳入"外治十八法"之中。

中医学认为，不寐的病位在心，鼻与心脑相通，故可将芳香的植物通过洗浴、香薰等方式作用于脑窍，以发挥调和阴阳、宁心安神的作用，改善不寐的症状。现代医学认为，其作用机制可能为芳香植物中的芳香分子与嗅觉神经元上 G- 蛋白耦联受体结合后，由嗅觉神经元依次传递投射到新皮质、眶额皮质等嗅觉的次级皮质中心，从而影响睡眠的觉醒机制；且大多数芳香类药物均能刺激中枢神经，加快神经冲动传导，调节大脑皮质兴奋和抑制的平衡，对顽固性不寐有明显的改善和治疗作用。

那么可以通过哪些芳香疗法来改善失眠呢？

精油按摩放松入睡

按摩最好的时间是洗完澡后及睡觉前。洗完澡后毛孔舒张，精油经按摩进入皮肤毛孔，不仅可以改善皮肤状况，还能舒缓神经、放松精神。睡觉前按摩可以让身体得到极大的放松，更有利于助眠。由于大部分精油的浓度和纯度很高，常常需要稀释后使用，因此还需要搭配甜杏仁油、葡萄籽油、月见草油、荷荷巴油等基础油一起使用。适合按摩的

一、优化睡眠 环境助眠

二、调整生活 习惯助眠

三、合理饮食 来助眠

四、传统和现代 疗法助眠

五、求医就诊 来助眠

六、睡眠误区 早知道

精油，有薰衣草精油、茉莉精油、橙花精油、罗勒精油等。

　　在给伴侣按摩时，可以先用 10 毫升的基础油打底，均匀涂抹在后背处。再选择 2 ~ 3 种精油，每种各 5 滴，滴在手心揉搓均匀，从脊椎自下而上以推背的方式按摩，还可以按压头皮。伴侣之间相互按摩，也能够增进感情。

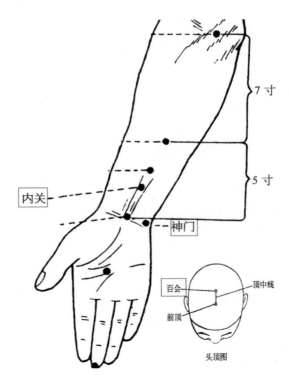

自我按摩时，先准备 10 毫升的基础油打底，再滴 2 ~ 3 种喜欢的精油各 2 滴，搅拌均匀后用手指蘸取精油按摩穴位。如上页图中，神门穴位于人体腕部腕掌侧横纹尺侧端、尺侧腕屈肌腱的桡侧凹陷处，是镇静、调节神志的首要穴位，常按此穴可补益心气、安心宁神；百会穴位于脑部巅顶，具有调节阴阳、镇定安神的功效；内关穴位于人体的前臂内侧，腕横纹中央上 2 寸，掌长肌腱与桡侧腕屈肌腱之间。按摩此三穴可宁心安神，有助于改善失眠症状。

香薰产品惬意入睡

李清照在《醉花阴》中写道"薄雾浓云愁永昼，瑞脑消金兽"，描绘了在金兽香炉里龙脑香（冰片）袅袅升起的场景，这里的龙脑香就是古人常用的香料之一。香薰不仅可以愉悦心情，对镇静、消除疲劳也有很好的效果。如今，用传统香炉的人少了，因为随着时代的发展，越来越多的便捷香薰产品可以让我们惬意入眠，如香薰灯、香薰蜡烛、香薰加湿器、线香等，老年朋友们不妨一试。

一、优化睡眠 环境助眠

二、调整生活习惯助眠

三、合理饮食来助眠

四、传统和现代疗法助眠

五、求医就诊来助眠

六、睡眠误区早知道

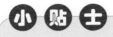

如果大家觉得精油用起来麻烦，香薰效果不足，那么运用芳香疗法改善睡眠最简单、方便的方法就是泡脚！睡前泡脚时，将本文中提到的植物精油滴 3～5 滴在盆里，或者将适量药材放在水中，既可以促进血液循环，又能借助植物的芳香气味帮助睡眠。

21　脚底按摩：睡得香甜

生活实例

前不久，笔者在临床工作中遇到一位患者，女性，66 岁，因家庭烦恼事引起失眠，久治不愈。后来一直服用地西泮（安定）才能勉强入睡。由于长期睡眠差，体力大大不如以前，精神状态不佳。在笔者处就诊，起初给予理疗方法效果不佳，后给予脚底按摩大脑、小脑和脑干、失眠点、肝脏、肾上腺等反射区，并嘱咐其避免情绪紧张，放松身心，调整生活节奏。初按3次，效果不明显。第4次按摩后，可以不用安定入睡3小时，一周后患者能睡6小时，而且睡得香甜，精神焕发。

俗话说："人老脚先衰，树老根先竭。"脚是人体精气之根，脚底拥有很多穴位，人的脏腑器官与足底穴位是一一对应的。我国是足部疗法起源较早的国家，几千年前的中国就有关于足部按摩的记载。通过对足部反射区的按摩刺激，可调整人体生理功能，提高机体免疫力，从而达到防病治病、保健强身的目的。

涌泉穴、劳宫穴：安眠要穴

人体足部有许多重要穴位，如位于足底的涌泉

一、优化睡眠环境助眠

二、调整生活习惯助眠

三、合理饮食来助眠

四、传统和现代疗法助眠

五、求医就诊来助眠

六、睡眠误区早知道

穴（将 5 个脚趾向足底弯曲，足掌心前面出现的凹窝处即是本穴，约在脚掌正中前 1/3 处），就是好眠的要穴。当睡不着的时候，可以自己按摩涌泉穴。

　　脚底的涌泉穴是肾经的主穴，手心的劳宫穴（位于手掌心，当第 2、3 掌骨之间，偏于第 3 掌骨，握拳屈指时中指尖处）则是心包经的主穴。中医理论认为，常按这两个穴位，可以促进心肾相交，诱导入睡。

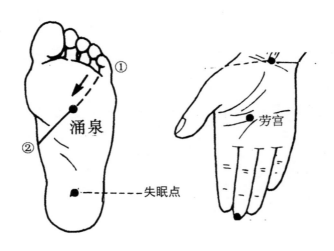

宋代大文豪苏东坡非常重视养生，对坚持按摩足底涌泉穴对身体的益处大加赞赏，称"其效不甚觉，但积累至百余日，功用不可量……若信而行之，必有大益"，说明中国人很早就对足部按摩的保健作用有很深的了解。

揉脚跟失眠点：也能助眠

脚跟上的失眠点，顾名思义，是治疗失眠的穴位，具有镇定、安眠的作用，位于脚后跟的中间位置，足底中线与内、外踝尖连线相交处，即脚跟的中心处。按摩时可用大拇指关节刺激该穴位，每次3～5分钟，可以帮助入眠。

失眠的脚底反射区

除此之外，脚底有相应的治疗失眠的反射区，经常刺激、揉按，催眠效果亦佳。如大脑反射区位于双脚拇趾第一节底部肉球处。右半部大脑之反射区在左脚上，左半部大脑之反射区在右脚上。小脑和脑干反射区位于双脚拇趾远侧节基底部侧面。右半部小脑和脑干之反射区在左脚上，左半部小脑和

一、优化睡眠环境助眠

二、调整生活习惯助眠

三、合理饮食来助眠

四、传统和现代疗法助眠

五、求医就诊来助眠

六、睡眠误区早知道

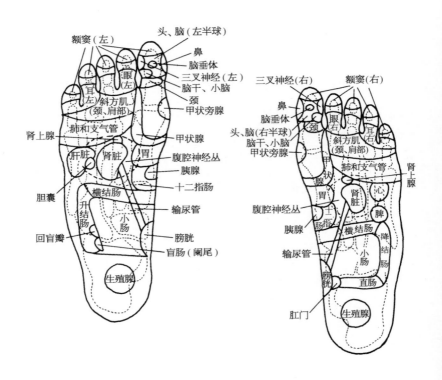

脑干之反射区在右脚上。

　　晚上睡觉前或泡脚时，可先由大腿至小腿做简单按摩，再移至足底重点按摩。按摩时，可将手拇指弯曲成直角，以拇指端对准反射区敏感点按压，其他四指扶住脚部起夹指作用。也可以用拇指腹按压，或者用乳头状木棒，或用木制（或胶制）的踏脚辘轳按压。

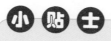

在按揉反射区时，要根据自己的忍受度施力，每天2～3次，每个反射区按摩2～3分钟。脚部按摩后可适量喝些温开水，以促进人体新陈代谢，促使体内的有毒物质通过尿液和汗液等排出体外，祛病强身。

22 耳穴贴压：就地取材、简便助好眠

生活实例

生活中我们有时会看到有些老年朋友耳朵上贴着一块块小的胶布，而且一贴好几天。时而还会用手按揉胶布，说是耳穴贴压，可以养生治病。这是怎么回事？

一、优化睡眠环境助眠

二、调整生活习惯助眠

三、合理饮食来助眠

四、传统和现代疗法助眠

五、求医就诊来助眠

六、睡眠误区早知道

这大多是在施行耳穴贴压疗法。

耳朵虽小，却是全身经络汇聚之处，带有整体的全部信息。身体某个部位一旦发病，病理反应就会循着经络路线迅速传递到相应的耳穴（见下页耳穴图）。如耳穴表面出现压痛、变色、结节、丘疹、脱屑等，这些反应点就是耳针防治疾病的刺激点，又称耳穴。如能对相应的穴位进行刺激，便会使疾病逐渐消退甚至痊愈。

耳穴贴压疗法是耳穴疗法中最常见、应用最为广泛的一种，是用硬而光滑的药物种子或药丸，如用王不留行籽、莱菔子、白芥子、磁珠、塑料丸等贴压耳穴，刺激耳部穴位，疏通经络，调节脏腑气血功能，以达到治疗疾病的目的。目前该疗法被广泛应用于临床，对许多疾病都有立竿见影的效果。

耳穴贴压疗法以丸代针，避免了针刺产生的疼痛和感染，且可将刺激物长久固定于耳穴上。每天定时或不定时进行按压刺激，效应持续而稳定，被人们称为"无痛苦、无创伤、无不良反应、经济、简便"的治疗方法，深受大众喜爱。

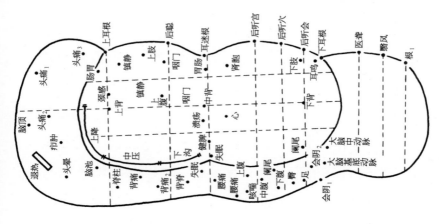

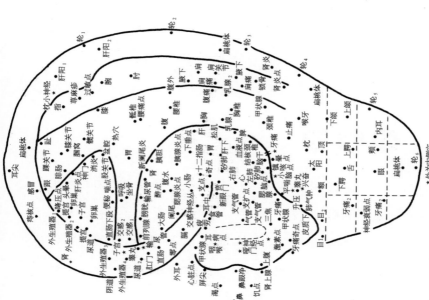

一、优化睡眠环境助眠

二、调整生活习惯助眠

三、合理饮食来助眠

四、传统和现代疗法助眠

五、就医诊来助眠

六、睡眠误区早知道

对于失眠的老年朋友，可根据上文中的耳穴图取神门、胃、肝、胆、脾、心、肾、皮质下、交感、失眠点等穴位，然后消毒耳穴或耳郭，用镊子夹取粘有生王不留行（如果平时没有王不留行籽，也可以就地取材，用大小适中的砂粒、油菜籽或者小米等）的胶布，对准穴位贴压好，稍施压力，按压数秒即可。每贴压 1 次，在耳穴上可保留 3 ～ 5 天，期间患者每天可自行按压 2 ～ 3 次，贴压 5 天为一个疗程。通过耳穴贴压疗法可疏肝理气、养血安神，临床验证，助眠效果显著！老年朋友们不妨一试！也可到医院针灸科请专科医师进行耳穴贴压治疗！

小 贴 士

在使用耳穴贴压方法时，需要注意以下几点。①防止胶布潮湿，以防胶布脱落和皮肤感染。②按压力度要适度，以按压后有酸、麻、胀、痛感者效果为好，不损伤皮肤为宜。③对胶布过敏者不宜用此法。

23 刮痧、拔罐：古老的助眠术

一、优化睡眠 环境助眠

二、调整生活 习惯助眠

三、合理饮食 来助眠

四、传统和现代 疗法助眠

五、求医就诊 来助眠

六、睡眠误区 早知道

生活实例

　　徐女士自从上了岁数，就总是失眠。躺在床上翻来覆去几个小时也睡不着，眼看着人没精神，也比之前瘦了好多。有一次，徐女士发热了，家门口的社区医院医生给她进行刮痧，治疗后很快退热了。徐女士和医生诉苦说自己失眠几年了，很痛苦。医生给她在背部进行了刮痧，并配合拔罐。1个疗程后她每晚能多睡2个小时了，而且睡得较沉，醒来精神也不错，徐女士别提有多高兴了。

　　刮痧是以中医经络腧穴理论为指导，通过特制的刮痧器具（如牛角、玉石等）和相应的手法，蘸取一定的介质，在体表进行反复的刮拭，使皮肤局部出现红色粟粒状，或暗红色出血点等"出痧"变化，从而达到活血透痧作用的疗法。

刮痧作为一种非药物特色疗法，在我国已流传数千年，具有疏经通络、调整阴阳、活血化瘀等作用，对失眠的治疗效果也很好。

刮痧工具主要是刮痧板，一般用水牛角或玉石材料制作而成，也可以使用边缘光滑、易于掌握、不易损伤皮肤的日常工具，如汤勺、木梳背等。为了润滑皮肤，刮痧时常以刮痧乳、刮痧油、麻油、红花油、身体乳、清水等作为介质。刮痧时一般由上而下，或由身体中间刮向两侧，每次每处大约需刮 20 下，皮肤出现深红色斑条即止。

辨证刮痧，方能显效

如对于心脾两虚出现的晚上不易入睡、多梦易醒、心悸健忘者，可选取脾俞和心俞（下页图）、神门（见前文 80 页）。脾俞健脾益气养血；心俞、神门养心安神。可以先刮背部心俞、脾俞，再刮腕部的神门，每穴刮 2 ～ 3 分钟。（脾俞位于背部膀胱经上，第十一胸椎棘突下，旁开 1.5 寸；心俞位于背部膀胱经上，第五胸椎棘突下，旁开 1.5 寸；神门

穴位于人体腕部腕掌侧横纹尺侧端、尺侧腕屈肌腱的桡侧凹陷处）

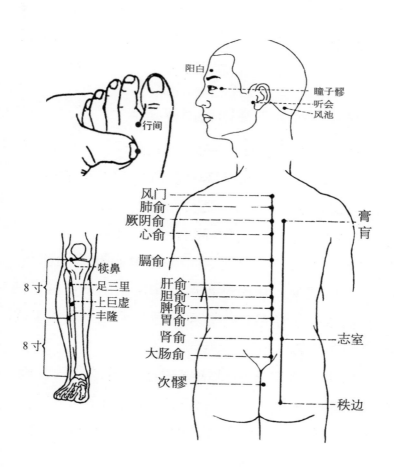

一、优化睡眠环境助眠

二、调整生活习惯助眠

三、合理饮食来助眠

四、传统和现代疗法助眠

五、求医就诊来助眠

六、睡眠误区早知道

阳白

行间

瞳子髎
听会
风池

风门
肺俞
厥阴俞
心俞

膈俞

膏肓

犊鼻

8寸

足三里
上巨虚
丰隆

8寸

肝俞
胆俞
脾俞
胃俞

肾俞

志室

大肠俞

次髎

秩边

对于肝郁化火见情绪不宁、烦躁、便秘、夜寐欠安者，可取风池、神门、行间。风池疏肝理胆；神门宁心安神；行间平肝降火。可先刮后头部风池，再刮腕部的神门，最后刮足背部行间，每穴刮 2 ~ 3 分钟。（上页图中，风池位于项部，当枕骨之下，胸锁乳突肌与斜方肌上端之间的凹陷处；行间在足背侧，第一、二趾间，趾蹼缘的后方赤白肉际处）

拔罐：经久不衰的民间疗法

或许有时你会看到有些人背部出现一圈圈红色甚至紫色印记，排除疾病因素，往往就是这些人采用了拔罐疗法。

拔罐是我国传统的中医疗法，俗称"吸筒"，拔罐时罐内形成的负压作用，使罐紧吸在施治部位，造成充血现象，从而产生治疗作用。由于这种方法操作简单、方便易行、效果明显，所以一直沿袭至今，经久不衰。

居家拔罐可选用真空拔罐器，通过抽气设施，让罐体里产生负压，然后吸附在穴位或者病灶区域，方便、安全。对于脾胃虚弱型失眠（平素食欲不振，面色萎黄，神疲倦怠，形体瘦弱，大便稀溏等），可选取脾俞、足三里；心肾不交型失眠（心烦不寐、心悸多梦、头晕耳鸣、腰膝酸软、五心烦热等），选取心俞、肾俞；痰热内扰型失眠（心烦、失眠、胸闷、胃脘胀满、恶心、口苦、口臭、头重、目眩等），选取足三里、肝俞。分别在相应的穴位上拔罐并留罐 10 ~ 20 分钟。[第 93 页图中，肾俞位于背部膀胱经上，第二腰椎棘突下，旁开 1.5 寸；足三里位于小腿前外侧，犊鼻（膝前区，髌韧带外侧凹陷中）下 3 寸，距胫骨前缘一横指（中指）；肝俞位于第九胸椎棘突下，旁开 1.5 寸]

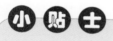

采用刮痧疗法时，有些人往往一味强调要在局部刮出紫斑、出血点，觉得这样效果才好。其实，刮痧并非刮得又黑又紫才好，刮拭部位出痧后呈现微红色或紫红色就可以停止。对于老年朋友来说，刮痧时切忌用力过猛造成身体伤害，引发其他不适。

一、优化睡眠环境助眠

二、调整生活习惯助眠

三、合理饮食来助眠

四、传统和现代疗法助眠

五、求医就诊来助眠

六、睡眠误区早知道

24 失眠认知行为疗法：有效的非药物疗法

生活实例

龙女士自退休后经常失眠，非常苦恼。在医院失眠专科看诊时，医生提到了一个新疗法，叫失眠认知行为疗法。她很好奇，准备回家上网搜索了解一下，看自己的情况是否适合。她回家以后赶紧让老伴帮忙上网看了一下后才明白是怎么回事，感觉自己下次门诊的时候可以尝试一下。

失眠认知行为疗法是目前《中国失眠障碍诊断和治疗指南》认定治疗睡眠障碍的非药物治疗方法之一，其对老年朋友睡眠障碍的疗效也已在大量研究中得到证实。相较于药物治疗，其副作用更小，但与药物治疗的短期疗效相当，长期疗效则优于药物治疗。

失眠认知行为疗法，主要包括睡眠卫生教育、睡眠刺激控制疗法、认知疗法及放松训练等。

睡眠卫生教育：养成促眠好习惯

很多老年朋友失眠的原因是自身养成了错误的入睡习惯，打破了常规的入睡模式，从而形成错误的睡眠观念，导致失眠。因此，睡眠卫生教育的重点是促成健康睡眠的正确态度、卫生措施和卫生习惯。

如培养合理的睡眠习惯，每天固定时间睡觉和起床，以帮助建立稳定的生物钟。限制在床上的时间，不管睡了多久，第二天按时起床。

另外，要尽量营造有利于睡眠的环境，确保卧室舒适、安静、不受光线和声音的干扰，调整室温至适宜的温度。避免在床上进行与睡眠无关的活动，如看电视或刷手机短视频等。

除此之外，不要空腹上床，规律饮食。应避免油腻或难消化的食物。不饮用咖啡因类（咖啡、茶、可乐、巧克力）饮品，就寝前也要避免饮水过量和吸烟。

一、优化睡眠环境助眠

二、调整生活习惯助眠

三、合理饮食来助眠

四、传统和现代疗法助眠

五、求医就诊来助眠

六、睡眠误区早知道

睡眠刺激控制疗法：启动你的"睡眠开关"

睡眠刺激控制疗法是目前较有效的行为治疗手段之一，特别是对于老年失眠患者，应用本法效果更为理想，治疗4周为1个疗程。这种疗法的基本目标是使床恢复其作为诱导睡眠信号的功能，训练大脑重拾原始的"程序化思维"。即躺上床，大脑就启动"睡眠开关"，并减弱它和睡眠不相关活动的联系，使患者更容易入睡，从而重建入睡与觉醒生物节律。

具体地说，睡眠刺激控制疗法是通过一系列的行为原则来实现这一目标。首先，强调只在出现睡意时才上床，避免在床上进行与睡眠无关的活动，如刷手机、看电视或想烦心的事情。其次，如果卧床一段时间（如20分钟）仍不能入睡，建议起床去另一个房间做些平静的活动，直到产生睡意时再回到卧室睡觉。其目的就是为了让睡眠人和床形成一种有效关联，从而建立条件反射。最后，定好闹钟，不管夜里睡了多久，每日早上都要在同一时间起床，即使夜间醒来也不要看时钟。同时，白天避免过多打瞌睡或午睡，建立稳定的自然睡眠节律。

认知疗法：别过度关注失眠

许多失眠的老年朋友常对失眠本身感到恐惧，从而过度关注失眠，造成失眠越来越严重的后果。这种错误的认知会影响人们的情绪、行为、生理感受，进而影响睡眠状态。

通过认知疗法，厘清与睡眠相关的错误认知，可减少由此产生的负性情绪及行为，从而改善睡眠状况。因此，可以通过阅读本书其他章节了解一些睡眠与失眠的基本知识和误区，从而改变错误认知。

放松训练：改善失眠焦虑

研究表明，超过 30% 的失眠患者合并有焦虑症状。而放松训练被证实能够产生松弛反应，降低交感神经活动的兴奋性，从而对抗紧张的情绪反应，使机体在放松状态下大脑皮质的唤醒水平下降，从而有利于进入睡眠。

例如腹式呼吸，找个舒服且安静的地方，靠着或躺着，减轻束缚，尽量放松自己。左手放在胸部，

一、优化睡眠
环境助眠

二、调整生活
习惯助眠

三、合理饮食
来助眠

四、传统和现代
疗法助眠

五、求医就诊
来助眠

六、睡眠误区
早知道

右手放在腹部。首先由鼻子吸气，吸气时腹部缓缓向外扩张，感觉放在腹部的手比胸部的手先被抬起；再由嘴巴慢慢吐气，同时腹部收回，感觉放在腹部的手比胸部的手先被收回。吸气时缓缓吸气，默念"1、2、3"，感觉肚脐往上顶，放在腹部的手会跟着上升。停顿1秒后缓缓地吐气，吐气速度越慢越能产生安全、平静且放松的感觉，放在腹部的手也会跟着下降，并想象所有的紧张也跟着释出。规律地重复以上步骤，每次深呼吸时都要专注于腹部的运动和呼吸的感觉。通过这些呼吸放松法，可以舒缓情绪，有助于睡眠。

再如凝视入睡法，可催眠入睡。大家可能在电视上看到过一种催眠方法，即让催眠对象紧盯着一只来回摆动的怀表，不一会儿催眠对象便进入了睡眠状态。我们也可以参考这种"凝视"的方式入眠，睡觉前努力睁大双眼，直目凝视黑暗中某个固定位置的目标，努力排除杂念，坚持数分钟就会觉得眼皮困重，借单一的视觉刺激引起疲劳进入梦乡。

还有，听故事缓缓入睡。生活中经常有些老年朋友看着电视就睡着了，其实这时候电视声音就像催眠曲一样，慢慢地使人进入睡眠状态。睡前听故事不仅可以哄小孩入睡，对于大人来说也是一种很好的助眠方式。尤其是现在可以听的内容更加多样，不局限于以前的电台节目，还可以在手机上下载一些读书、听书、播客软件，里面的内容更加丰富。但建议大家听故事入睡时不要佩戴有线耳机，防止入睡后出现绕颈的危险；内容选择上避免"引人入

小贴士

　　上文为大家提供了多种调节睡眠的行为疗法，需要大家去实践验证是否适合自己，同时也可以同步尝试多个方法。如果短时间内没有立竿见影的效果，大家也不要着急。有些习惯是需要坚持的，长期坚持下来相信会有一定的改善。同时，不提倡大家开着电视入睡，相关研究发现人若经常暴露在电视光等环境光下入睡，会对血糖代谢有影响，增加患糖尿病、肥胖症的风险。且在电视光等环境光下睡着的人更容易中途醒来，影响睡眠质量。

一、优化睡眠 环境助眠

二、调整生活 习惯助眠

三、合理饮食 来助眠

四、传统和现代 疗法助眠

五、求医就诊 来助眠

六、睡眠误区 早知道

胜"的故事，毕竟咱们听故事的目的是帮助睡眠，不能让大脑越听越兴奋，听了还想听。同时，在听故事时我们也要重视伴侣的感受，最好是两个人都能习惯以这种方式入眠。

25 冥想：放松身心、缓解焦虑，调神促睡眠

生活实例

张女士这几个月睡眠一直不好。儿子从国企辞职后，创业失败，公司经营困难，在家里闷闷不乐。张女士看在眼里，急在心上。自己除了帮着带带孩子，其他也帮不上忙。晚上睡觉前总是为儿子犯愁，吃不下，睡不着。张女士来门诊开安眠药，听了她的诉说之后，笔者和她说，你这样只能让儿子更担心。张女士听了之后，觉得非常有道理，并根据笔者推荐

的冥想放松训练法，一段时间下来，她不焦虑了，睡好了，家里气氛都变好了，儿子也有了笑容。

　　中国的老一辈往往就像张女士这样，一辈子为子女操心。虽然孩子已经成年，自己也已退休多年，到了颐养天年的时候，但一旦子女有个什么难处，父母还是希望能尽全力顾及子女的周全，然而有时会导致自己情绪不好、睡眠受影响。类似这样的案例，门诊比比皆是。

　　笔者经常和这些老年朋友说，子女有难处，老年人如果能帮得上忙，可以尽力帮一下。但愁得睡不着和焦虑并不能让事情有转机，这样不仅帮不到子女，反而让他们替你们担心。这时候首先要先照顾好自己，自己放松别焦虑，吃好睡好，这样才能有精力帮助孩子，不给孩子添乱。

　　失眠常常伴随着焦虑情绪，而通过冥想练习，可以有效调节身体的下丘脑－垂体－肾上腺（HPA）轴，这有助于降低皮质醇水平及身体对压力的反应，

一、优化睡眠环境助眠

二、调整生活习惯助眠

三、合理饮食来助眠

四、传统和现代疗法助眠

五、求医就诊来助眠

六、睡眠误区早知道

进而减少焦虑等负面情绪困扰。同时，冥想还能增强我们的正面情绪体验。这种情绪上的平衡对于改善睡眠质量非常有益，有助于我们更快地进入睡眠状态。

冥想是一种帮助人们放松身心，缓解压力，改善睡眠的方法。

首先，调整一个舒适的坐姿，闭上眼睛，深呼吸几次，放松身体。把注意力集中在呼吸上：每一次吸气，想象自己正在把美好的能量带入体内；每一次呼气，想象自己正在把疲惫和压力释放出去。

其次，把注意力集中在对周围环境的感知上，感受空气的温度和流动，听觉感知周围的声音，感受自己的身体和坐姿。然后把注意力集中在思维和情感层面，观察自己的思维和情感是如何变化的。如果负面思维和情感出现，不要抗拒，也不要沉迷其中，只是轻轻地将它们释放，把注意力带回呼吸和感知上。

最后，把所有的注意力集中在呼吸上：每一次吸气，想象自己正在把美好的能量带入体内；每一次呼气，想象自己正在把疲惫和压力释放出去，感受美好的能量在体内流动。在这样的冥想中，老年朋友们就能逐步放松身心，进入深度睡眠状态。

小贴士

　　渐进式肌肉放松法是缓解焦虑常用的一种方法，我们将它运用在促进睡眠方面同样有效。其核心点在于连续收缩再放松身体16组肌肉群，彻底达到放松的状态。首先可以选择个安静舒适的地方，靠着或躺着做三个深呼吸，想象在缓缓释放身体内的消极情绪。其次紧握拳头并保持5～10秒，然后再放松15～20秒（需要依次放松的肌肉群包括肱二头肌、肱三头肌，眉毛、眼睛附近，嘴巴、颈部、肩部、肩胛骨附近、胸部、腹部、腰部、臀部、大腿、小腿、脚趾等处肌肉群）。在做这些动作时要注意不要拉伤肌肉，要防止抽筋，每天可练习20分钟。

一、优化睡眠 环境助眠

二、调整生活 习惯助眠

三、合理饮食 来助眠

四、传统和现代 疗法助眠

五、求医就诊 来助眠

六、睡眠误区 早知道

26 高新科技助眠有方法

　　肖先生在博览会上体验到了一款头盔式样的"睡眠高科技产品"。他戴上后闭上眼睛躺在治疗床上，在嘈杂的会场环境中，在高科技产品的加持下，没一会儿便进入了深度睡眠。醒来后意犹未尽，睡眠高科技真的有这么神奇吗？

　　随着有睡眠困扰的人越来越多，以及科技的进步，在我们的生活中也出现了很多"睡眠高科技"新产品。大体来看，可以将这些科技助眠产品分为两大类，一类为物理助眠产品，如智能床垫、智能穿戴设备、助眠仪、助眠应用系统等；另一类为化学助眠产品，如助眠饮品、助眠保健品等。根据某购物平台发布的《2024线上睡眠消费报告》发现，超八成的消费者认可物理助眠产品，如智能手环、睡眠监测 App 的使用率也较高。数据显示，2023 年智能止鼾枕成交额同比增长超 10 倍，智能电动床、智能床垫成交额同比增长 125%、82%，呈爆发式增长。

在物理助眠层面，有些产品是从改善睡眠环境、增加睡眠舒适度的角度来提升睡眠质量。例如大部分智能止鼾枕的原理是通过传感器识别鼾声和头部位置，枕头内的气囊可以在不改变睡姿的情况下推动头部位置改善呼吸状态，缓解打鼾的情况。智能床垫能根据每个人的身形和睡眠习惯定制专属床垫，甚至一张床垫可以左右分区，匹配两个人的需求。智能床最大的特点是"能动"，例如止鼾模式可以让头部的床垫抬到合适的高度，使睡眠时的呼吸更加顺畅；零重力模式则是模拟太空舱的放松状态，使腿部床垫的高度高于头部，促进血液循环，缓解身体疲劳。

除了改善睡眠环境，还有一些"高科技"产品是从脑电波的层面出发想办法。例如借助外部力量，通过对特定的脑电波频率进行调节，如增强 α 波（从清醒状态过渡到睡眠状态时产生的主要脑电波）

一、优化睡眠环境助眠

二、调整生活习惯助眠

三、合理饮食来助眠

四、传统和现代疗法助眠

五、求医就诊来助眠

六、睡眠误区早知道

或 θ 波（入睡时或浅睡眠状态下的脑电波），降低 β 波（兴奋状态下较为明显的脑电波），来改善失眠人群的睡眠质量。还可以释放与人在睡眠状态下相同波频的脑电波，使大脑强化这一频率，与大脑睡眠慢波形成叠加和增幅，从而缩短入睡时间，提高睡眠质量。经颅直流电刺激疗法也在许多产品中得到应用，通过低强度的直流电来调节大脑皮质神经元的活动，从而改善睡眠，有些康复机构已经开展此疗法，有条件的老年朋友们可以一试。

由此可见，助力睡眠的科技产品并不少见，但其真正的效果如何，可能因人而异，需要大家亲自去体验、去验证。对待这些新兴产品，我们不应抵触，也不能盲从，不能看到"高科技"的标签就无条件地信赖它。新兴事物的效果如何要靠时间去验证，作为消费者的我们，要多听（听听购买过的人的体验）、多看（看看产品是否具有相应资质、产品效果是否有研究支撑）、多体验（多在实体店或线下渠道体验看看是否适合自己）。

五

求医就诊来助眠

27 定期体检，未病先防

生活实例

门诊上经常有老年患者说，自己年轻时，成天睡不够，可自从上了岁数，就感觉睡眠明显不如以前好。有时晚上9点上床，翻来覆去差不多要2个小时才能入睡。迷迷糊糊睡着了，凌晨2点左右又醒了，就再也睡不着了。由于晚上睡不好，睡眠不足，白天就没精神，时常头晕，胃口也不好，容易感冒，还特别容易发脾气。

失眠与年龄密切相关，年龄越大往往越容易失眠。老年朋友出现上述情况的，比比皆是。随着我国人口老龄化程度的不断加深，老年失眠人群正在日益增长，许多老年朋友常年饱受失眠的折磨。大多数老年朋友的睡眠时间减少，特别是深睡眠减少，浅睡眠增多。再加上晚上夜尿多，睡眠中觉醒的次数增加，晨起后常出现乏力、头昏、记忆力下降、精神萎靡等表现。

但有些老年朋友对睡眠不好的问题不够重视，觉得睡不好都这么多年了，习惯了。殊不知，长期睡眠不足可引起人体多种疾病，而疾病又会加重睡眠障碍。长此以往，会形成恶性循环，给老年朋友身心健康带来极大的影响。

例如，睡眠障碍能引起自主神经紊乱，影响人体的新陈代谢，使内分泌、免疫系统都受到影响。如增加儿茶酚胺（尤其是肾上腺素）的分泌，导致血管收缩、血压上升、呼吸加快，提高血浆游离脂肪酸和甘油三酯的水平，增加血小板的黏性，进而导致冠心病、心力衰竭、高血压、心律失常等心血管疾病的发生。有研究者通过对日本、美国、瑞典、英国等 8 个国家超过 47 万人的追踪研究后发现，长期睡眠时间不足者（每天 < 6 小时），患冠心病的概率要比正常者高出 48%，患脑卒中的概率高出 15%。

2024 年，清华大学的研究者发现，睡眠不足会引发炎症，增加认知障碍风险。有研究指出，睡眠不足的人群中患癌症的风险相对较高。对于老年人，

一、优化睡眠环境助眠

二、调整生活习惯助眠

三、合理饮食来助眠

四、传统和现代疗法助眠

五、求医就诊来助眠

六、睡眠误区早知道

睡眠不足与膀胱、头颈部癌症的风险增加有潜在的关联。

失眠也会导致身体免疫力下降，对各种疾病的抵抗力减弱。有研究证明，若每晚丧失 3 小时或更多时间的睡眠，机体免疫功能可下降 50%。

因此，定期进行身体检查，改善老年人群睡眠状态，对提高其生活质量、降低疾病风险具有重要意义。

小贴士

那么，什么样的睡眠称得上是好的睡眠呢？其主要表现为：不畏惧睡觉；夜晚入睡快，倒头能睡；睡得深沉，不易惊醒；不做噩梦，醒后忘梦快；晨起精神好，没有昏昏沉沉之感；白天头脑清晰，很少有困倦感。

如有时因外出旅行或第二天要出远门、发生重大事件等令人紧张兴奋造成的偶尔睡眠障碍，不属于病理性失眠。老年朋友不应为此困扰，只要注意调整，不要过于紧张，好睡眠就会陪伴你！

一、优化睡眠环境助眠

二、调整生活习惯助眠

三、合理饮食来助眠

四、传统和现代疗法助眠

五、求医就诊来助眠

六、睡眠误区早知道

28 及时治疗影响睡眠的疾病

生活实例

　　钱先生睡眠一直很好，倒头就睡。前段时间不注意腰部扭伤了，弯腰、转身都很疼。晚上睡觉也疼痛不已，常常被疼醒，算起来已经一个多月没睡好了。

　　老年朋友失眠的原因错综复杂，可以是生理因素、社会因素，也有个人的睡眠习惯等因素。除此之外，身体健康问题对睡眠的影响也很大。

　　如上文中的钱先生，因为腰部扭伤疼痛影响了睡眠。另外，诸如关节疼痛、头痛、癌痛、三叉神经痛、带状疱疹疼痛等，也会使人产生焦虑不安、烦躁等情绪。加上疼痛本身所造成的痛苦，都会使睡眠受到影响。

　　呼吸系统疾病也是影响老年朋友睡眠的常见病

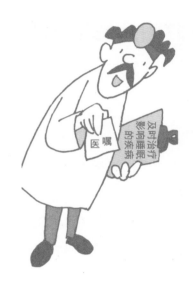

因，如慢性阻塞性肺疾病、支气管哮喘、支气管炎等，常出现咳嗽、呼吸困难、胸闷、气喘等，尤其是晚上会加重，会使得本来就睡眠不好的老年朋友，更加夜寐难安。

老年朋友高发的冠心病、心绞痛、心律失常等，常出现胸痛、心慌、胸闷等不适，也会影响老年人的睡眠。

过敏性皮肤疾病也会影响正常的睡眠。门诊就有好几位老年朋友患有荨麻疹，尤其是晚上睡觉时病情加重。有的老年朋友因为患有癌症，接受治疗，出现皮疹，瘙痒难忍，有时服用抗过敏药也效果不明显，使得晚上睡眠出现障碍。

另外，消化系统疾病，如消化性溃疡、肠炎、胃炎等，出现胃痛、腹痛、腹胀、烧心、恶心、腹泻等症状，也很容易影响睡眠。

老年男性中出现前列腺增生的非常多，通常与年龄增大、体内性激素平衡失调等因素等有关。可导致膀胱出口梗阻，出现尿潴留以及尿失禁的情况，并伴有尿频、尿急、夜尿增多等症状。有的老年朋友晚上起夜 4 ~ 5 次，严重影响了睡眠质量。很多男性前列腺患者诉苦说，晚上起夜好几次，根本无法睡着，很痛苦。

除此之外，老年人常服用的一些药物也可能会引起睡眠障碍。如含咖啡因的感冒药、抗高血压及帕金森病的药物，以及糖皮质激素、钙离子拮抗剂、利尿剂、支气管扩张剂、抗抑郁药、甲状腺激素等，均会引起失眠。

针对各种影响老年朋友睡眠的疾病，要在医生的指导下按时服药。并在床头放置相应的药物，根据医生的建议，按时服药，以免夜晚病情加重。

一、优化睡眠 环境助眠

二、调整生活 习惯助眠

三、合理饮食 来助眠

四、传统和现代 疗法助眠

五、求医就诊 来助眠

六、睡眠误区 早知道

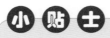

老年朋友晚上临睡前喝水别太多，尤其是患有前列腺增生的朋友，以免起夜较多。患有高血压、冠心病、脑血管硬化等疾病的老年朋友，可在床头放一杯水。每次上完厕所后及时适量补充水分，可降低血液黏稠度，减少血栓的形成。

29　褪黑素：如何助眠

生活实例

很多老年朋友睡不着，又不敢吃安眠药。有些医生或药店会给老年朋友推荐服用褪黑素制品，褪黑素对老年人睡眠障碍的治疗管用吗？

褪黑素："体内的安眠药"

褪黑素是由脑内的松果体产生的一种胺类激素，有"体内的安眠药"之美称，在调节昼夜节律及睡眠－觉醒方面发挥着重要作用。正常情况下，人在白昼和夜晚的褪黑素分泌量大约相差1倍。

夜晚来临时，褪黑素释放量显著增加，大脑由兴奋转为抑制，人们进入睡眠状态；曙光渐露后，褪黑素分泌量明显减少，人们从睡梦中醒来。通常情况下，在每天20点左右开始分泌，随后含量逐渐上升，23点后迅速升高，凌晨2～3点达到高峰，然后逐渐下降，睡眠逐渐变浅，直到早晨自然醒来。

这种与光照关系密切的褪黑素分泌量的节律性变化，便是维持人类日复一日、年复一年"睡眠－清醒"生活规律的物质基础。一旦光照与黑暗规律发生改变（如持续光照或黑暗），褪黑素分泌节律就会出现紊乱，人的"生物钟"随之失准，就会出现睡眠障碍的问题。

年龄越大，睡眠越少的奥秘

正常成年人每天需要睡6～8小时。60岁以上

一、优化睡眠环境助眠

二、调整生活习惯助眠

三、合理饮食来助眠

四、传统和现代疗法助眠

五、求医就诊来助眠

六、睡眠误区早知道

的老年人每天需要睡 5 ~ 6 小时，中午再打个盹，睡眠时间也就足够了。

很多人不明白，为什么年龄越大，睡眠越少？这与很多因素有关。如随着年龄增长，人体的生理机制发生变化，老年朋友的深睡眠和快速眼动睡眠可能减少，导致睡眠质量下降和睡眠时间减少。另外，老年朋友常患有各种健康问题，如慢性疾病、身体疼痛、尿频等，这些问题也会干扰睡眠，使得睡眠减少。

此外，年龄越大，人体内褪黑素的分泌就越少，也导致老年朋友的睡眠减少。刚出生时人体分泌褪黑素的量较低，6 岁时褪黑素分泌量最高。青春期时人体分泌褪黑素的水平开始逐渐下降，至 45 ~ 50 岁时仅为幼年的 1/2。至 80 岁时只有高峰期的 10% 以下，只有少数人可以保持到 10% 以上。

因此，随着年龄的增长，人体需要的睡眠时间会减少，很多老年人会出现失眠的现象。这一规律的发现，不仅揭示了多数老年朋友产生睡眠障碍的奥秘，也为应用外源性褪黑素改善老年人睡眠障碍提供了科学依据。

褪黑素促睡眠，真的管用吗

老年朋友出现失眠的原因有很多，褪黑素适用于因体内褪黑素水平下降而出现失眠的老年人。褪黑素同样可用于因时差颠倒而出现昼夜节律紊乱的人群，但对其他类型的失眠人群效果并不好。

而且，褪黑素制剂属于保健品，并不是药品。建议老年朋友出现失眠要及时就诊，查明原因对因治疗、对症治疗，在医师指导下有针对性地使用，效果会比较好。

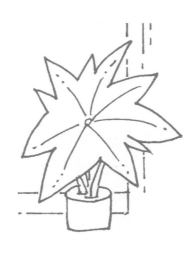

一、
优化睡眠
环境助眠

二、
调整生活
习惯助眠

三、
合理饮食
来助眠

四、
传统和现代
疗法助眠

五、
求医就诊
来助眠

六、
睡眠误区
早知道

30 酸枣仁：让你摆脱失眠困扰

生活实例

俗话说，久病成良医。提起失眠用什么中药效果好，经常失眠的老年朋友或许有经验：酸枣仁。确实，酸枣仁是临床上用得较多的安神助眠中药之一，也是一味药食两用的食材。如今，失眠的人群增多，因酸枣仁助眠效果好，需求多，其价格也是一路飞涨。

酸枣仁为鼠李科枣属植物酸枣的干燥成熟种子，因助眠而闻名。中医学认为，酸枣仁味甘酸性平，能滋养心肝、安神、敛汗。《本草纲目》中记载，枣仁"熟用疗胆虚不得眠，烦渴虚汗之症；生用疗胆热好眠，皆足厥阴少阳药也"，详尽描述了酸枣仁的助眠功效。中医著名的经典安眠方剂酸枣仁汤、天王补心丹、归脾汤中均有酸枣仁的身影。

现代研究发现，酸枣仁含有黄酮类、皂苷类、生物碱类、脂肪酸类等成分，具有镇静安眠、抗抑郁、抗氧化、改善学习记忆等药理作用。酸枣仁中的黄酮类成分可通过调节 5- 羟色胺、去甲肾上腺素、$\gamma-$ 氨基丁酸三种神经递质，发挥镇静安眠、抗抑郁的药理作用。研究表明，用酸枣仁煎剂给大鼠口服或腹腔注射，均表现出镇静及助眠作用。无论白天或黑夜，酸枣仁均能表现出上述作用。酸枣仁的提取物酸枣仁油能够缩短睡眠潜伏期，延长睡眠时间。酸枣仁油中反 -9- 十八碳烯酸甲酯、棕榈酸甲酯等物质可在体内酰化生成内源性睡眠诱导物——油酰胺，油酰胺可诱导生理性睡眠。

众所周知，慢性失眠可引发抑郁，反之，抑郁也是失眠较常见和主要的原因之一。有研究证实，高剂量的酸枣仁油具有抗焦虑作用；酸枣仁中所含的油酰胺除镇静催眠作用外，对急性应激模型和慢性温和应激抑郁模型均表现出抗抑郁活性。油酰胺抗抑郁作用机制可能与抑制氧化应激、调节能量代谢、信号传导等有关。

若想用酸枣仁来对付失眠，方法其实很简单，

一、优化睡眠环境助眠

二、调整生活习惯助眠

三、合理饮食来助眠

四、传统和现代疗法助眠

五、求医就诊来助眠

六、睡眠误区早知道

只要将其煮粥、泡茶或研成粉冲饮即可。

（1）酸枣仁茶：取酸枣仁 10 克，放入杯中，沸水冲泡饮用。

（2）酸枣仁粉冲饮：取酸枣仁 20 克研成粗粉，放入养生壶中加水煮开，再煮约 15 分钟，每晚睡前 1 小时左右饮用。或者将酸枣仁炒熟，研成细粉，每天睡前用小勺取 5 克，温水或者米汤冲服，临床使用效果甚好。酸枣仁捣成细粉，可让人体更好地吸收，把养心安神、助睡眠的作用发挥得更好。

（3）酸枣仁粥：经常失眠的老年朋友，除了常喝酸枣仁茶以外，还可以食用酸枣仁粥，对于改善失眠会有显著的效果。取酸枣仁 10 克（研成细粉）、粳米 50 克，先以粳米煮粥，粥将成时下酸枣仁粉再煮，晚餐时食用。本方可宁心安神，适用于失眠、心烦、睡后易醒、多梦者。

（4）龙眼酸枣仁黄芪汤：龙眼肉 9 克，酸枣仁、黄芪各 15 克。黄芪和酸枣仁共煮水取汁液，将龙眼肉与汁液一起炖汤，于睡前常服，助眠效果显著。本品对于长期睡眠不好、体力不佳、抵抗力下降的老年朋友，可促进睡眠，并增强抗病力，增强体质。

一、优化睡眠环境助眠

二、调整生活习惯助眠

三、合理饮食来助眠

四、传统和现代疗法助眠

五、求医就诊来助眠

六、睡眠误区早知道

31 花生叶、合欢花：令人无忧好眠

生活实例

汪女士失眠十多年了，晚上只能睡 3 ~ 4 个小时，由于睡眠不足，白天就没精神。偶然听到小区里张大妈说，花生叶能改善失眠。汪女士抱着试试看的态度从老家弄了些干花生叶，把叶子洗净，水煮当茶喝。早晚各喝 1 次，每次喝 150 ~ 200 毫升。喝了半个月，现在一天能睡 5 ~ 6 小时，而且睡得比较沉，汪女士很开心。

其实生活中有很多被人们忽略的食物边角料或者天然食材，具有很好的助眠效果，不妨一试。

花生叶

如花生全身都是宝，花生仁含有大量的蛋白质、

脂肪、维生素和矿物质，可补益气血、增强记忆、润肺止咳。花生种子外表面的红色种皮即花生衣，含有丰富的营养成分，有止血、散瘀的功效。

　　而采摘花生后被人们丢弃的花生秧、花生叶则是安眠好手。现代研究表明，花生叶中含有一种类似于睡眠肽的物质，属于促进睡眠的成分，对人的睡眠有镇定安神、镇静助眠的作用，尤其是对于失眠伴有高血压者，效果较好。有研究者采用乙醚、石油醚、水对花生叶成分进行提取，结果表明，花生叶的各种提取液均具有镇静催眠作用，能使小鼠活动减少、安定、促进睡眠。

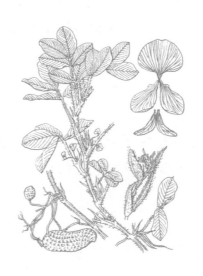

中医学认为，花生叶"昼开夜合"的生物特性与人类"日出而作，日落而息"的昼夜作息规律同步，所以有类比用药的含义。《滇南本草》中已经有花生叶入药的记载，有宁神降压的功效。

在日常生活中适当用干花生叶泡水喝，能有效缓解失眠症状。如可用干花生叶 15 克、红枣 6 颗、浮小麦 20 克，共煎汤，睡前服下，对于晚上睡不着、心烦、汗多者，有安神助眠、止汗的作用。

鲜花生叶含鞣质成分较多，服用后会引起胃痛或出现过敏现象，故花生叶在晒干后用效果更佳。

合欢花

豆科植物合欢是一种观赏性植物，据说它能使人忘掉愤怒和烦恼。合欢花为合欢的花或花蕾，其叶及花夜间成对相合，翌日清晨又舒展开来，故又称"夜合花"。合欢树的皮亦可入药，合欢皮、合欢花二者均有较强的安神作用，也是临床常用的解忧安神助眠药，均具有"安五脏、和心志、令人欢乐无忧"的功效。有研究发现，合欢花的水煎剂对小鼠有极显著的镇静、催眠作用。

一、优化睡眠环境助眠

二、调整生活习惯助眠

三、合理饮食来助眠

四、传统和现代疗法助眠

五、求医就诊来助眠

六、睡眠误区早知道

干合欢花（皮）可以制成合欢花茶。取合欢花或合欢皮 15 克，放进壶中，倒入沸水，焖 2 ~ 3 分钟即可享用，不加蜂蜜和砂糖也甘香可口。长期服用合欢花茶，可缓解胸胁胀满、忧郁烦闷、失眠健忘等症。

合欢花还可以制成合欢花粥。取干合欢花 20 克加水煎取汁液，与粳米 50 克和适量红糖加水煮粥，熬至粥稠即可，睡前温服。合欢花粥香甜可口，常用能安神、美容，使人精力充沛、益寿延年。

32 治疗抑郁症助眠：先治心，后治眠

生活实例

丁先生是一位患有抑郁症的老年朋友，服用抗抑郁药多年。这些年情绪低落，做什么都提不起劲，经常焦虑，胡思乱想。睡眠很差，经常睡不着，很痛苦。

抑郁症又称抑郁障碍，以显著而持久的心境低落为主要临床特征。情绪的消沉可以从闷闷不乐到悲痛欲绝、自卑抑郁，甚至悲观厌世，可有自杀企图或行为。严重者可出现幻觉、妄想等精神病性症状。

随着社会的发展，人们的工作压力、生活压力越来越大，社会竞争越来越激烈，患抑郁症的人也越来越多。临床统计显示，大约16%的人有可能在一生当中某个时期患上抑郁症。生活中很多人不理解抑郁症患者，认为就是"想太多了，忙起来就好了""出去散散心就好了"等。抑郁症的患者也常常担心被亲友们嘲笑，受到歧视。对于患有抑郁症的患者，我们不能另眼相看，要多给予关爱。

很多人觉得，当今社会竞争压力大，年轻人是抑郁症的高发人群。其实不然，老年人也是抑郁症的高发群体，老年人抑郁症发生有很多原因。一方面，身体功能的衰退，使得老年人活动不便，需要他人照顾自己的生活起居，对老年人心理上造成一定的影响。其次，老年人常患有各种慢性病，如冠心病、高血压、糖尿病、癌症等，长期受到病痛的

一、优化睡眠环境助眠

二、调整生活习惯助眠

三、合理饮食来助眠

四、传统和现代疗法助眠

五、求医就诊来助眠

六、睡眠误区早知道

折磨，使得老年人对自己的生活失去信心。也有些老年人因亲人离世，情绪受到影响，悲痛难抑。目前独居老人越来越多，生活孤寂，没有家人照顾，对生活缺少兴趣，情绪抑郁，不良情绪长期得不到舒缓，就容易出现抑郁症。

很多研究发现，抑郁和失眠之间会相互影响。在失眠和抑郁症之间，可能有着共同的发病基础或机制。研究提示，抑郁症会导致患者心理情绪发生改变，引起自主神经功能紊乱，从而引起失眠。

而长期失眠会影响多巴胺等神经递质的分泌，导致患者情绪发生改变，抑郁症的发病率升高。如美国的一项通过对失眠和非失眠两组人群长达 40 年的随访观察发现，患有失眠的人抑郁症的患病率是没有失眠者的 3 倍。有高达 2/3 的抑郁患者在发作之前有过失眠（入睡困难、早醒），而失眠导致新患或复发严重抑郁症的概率提高 2 ~ 10 倍。

因此，患有抑郁症的老年朋友需严格执行医嘱，服药治疗。70% ~ 80% 的抑郁症患者通过药物治疗或心理治疗能够得到治愈。当抑郁症消失的时候，失眠症状也会好转。

六/

睡眠误区早知道

33 睡不着，数羊有用吗

相信大家都听过或者实践过，睡不着了就数羊："一只羊、两只羊、三只羊……"都数上千只了，却还是睡不着，那个着急呀！

有个有趣的说法，说中国老年人睡不着了应该数水饺："一只水饺、两只水饺、三只水饺……"原因是数羊的说法是从西方传来的，"羊"的英文"sheep"与"睡觉"的英文"sleep"发音相似，起到心理暗示的作用。那对于咱们中国人来说，"睡觉"与"水饺"谐音，所以数"水饺"更合适。

睡不着的时候不管是数羊还是数水饺，对于失眠的老年朋友来说可能不仅无法助眠，反而容易让人越数越烦躁，越数越清醒。因为相比单纯数数，数羊不仅有数字顺序，还有"羊"强迫大脑开始工作，数了半天可能发现自己还数错了，要不就是发现自己已经数了几千只羊了还睡不着，更增加了烦躁的情绪。

不过数羊助眠的底层逻辑是值得借鉴的，即通过重复单一的动作转移注意力，让大脑放松，排除杂念，进而入睡。虽然脏腑功能老化、基础疾病的增加等原因影响着老年朋友的睡眠，但不得不承认，有时候失眠的主要原因还是想太多，思绪万千。想要摒除杂念，转移注意力，更快入眠，以下几个方法会比数羊更有效。

食指节拍法舒服入睡

选择一个舒服的入睡姿势，放松身体，双手自然摆放。然后用食指轻轻打节拍，做点击动作，左手右手均可，一切以舒服为主。边打节拍边数数，节奏可快可慢，从 1 数到 100 后再重新从 1 开始，不必刻意去计共打节拍多少下。此方法可以放松身心，帮助睡眠。

场景想象法放松入睡

先从头部开始，逐渐放松身体，直到脚趾。想

一、优化睡眠环境助眠

二、调整生活习惯助眠

三、合理饮食来助眠

四、传统和现代疗法助眠

五、求医就诊来助眠

六、睡眠误区早知道

象一些轻松愉快的场景让大脑放松。可以是熟悉的场景，也可以是自己向往的自然风光，如夕阳西下的海滩、波光粼粼的湖泊等，让自己沉浸在这种惬意的氛围中，放松身心。

眼皮十秒促睡意

将注意力放在眼皮上，尝试用眼球向上撑上眼皮，感受眼皮的重量，能够加速睡意的产生。

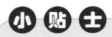

（1）规律的睡眠时间是良好睡眠的基础，我们应尽量每天在同一时间入睡。

（2）如果睡觉时有很多事情在脑海中挥之不去，可以把这些待办事项、担忧、想法等先写下来，这样就不用担心忘记，也就能安心入睡。

一、优化睡眠环境助眠

二、调整生活习惯助眠

三、合理饮食来助眠

四、传统和现代疗法助眠

五、求医就诊来助眠

六、睡眠误区早知道

34 打呼噜就是睡得好吗

生活实例

何女士60岁，因失眠困扰来笔者处就诊。其主诉睡眠较轻，且入睡困难，希望笔者能开一些安神助眠的中药进行调理。进一步询问其入睡困难的原因，何女士略带抱怨地说，老伴睡眠太好了，头一挨着枕头就能睡着。打呼噜的声音如汽车鸣笛，呼噜声还打一打停一停，吵得何女士无法入睡。且老伴基础疾病比较多，何女士需与老伴同住互相照应。长此以往，何女士就有了睡眠障碍。

听了何女士这么说，笔者认为何女士需要调理睡眠问题，而其老伴睡觉时打呼噜的问题也有必要去医院做进一步的监测。

在成语中，形容睡得好的成语有很多，比如

"呼呼大睡""鼾声如雷"等，都与打呼噜挂着钩，但打呼噜就是好睡眠吗？这可不见得。

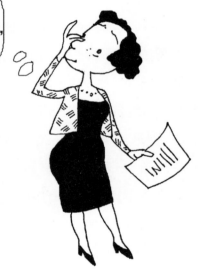

打呼噜就是睡得好吗？显然不是。呼噜也分"好呼噜"和"坏呼噜"！"好呼噜"可以缓解，"坏呼噜"要就诊治疗。

首先我们来了解一下，睡觉的时候为什么会打呼噜？进入睡眠状态后，人的身体会变得很放松，口腔、咽喉这部分呼吸的通道会因没有支撑结构而塌陷，气道变得狭窄。当呼吸气流通过狭窄的呼吸道，气流在此处形成涡流，与气道黏膜皱襞及分泌物共振，因此发出响声，即呼噜声。

但呼噜也分"好呼噜"和"坏呼噜"。

"好呼噜"就是生理性打呼噜，可能是由于睡眠姿势不当，枕头过高或过低、睡前饮酒、身体过于劳累等原因引起的。在调整睡觉姿势或睡眠环境后即可缓解或消除，对自身健康不会产生危害。

而"坏呼噜"的情况则需要引起注意。其表现为夜间睡觉时呼噜声很大，反复出现呼吸暂停现象，有时会被憋醒。就像李女士老伴那样"打一打停一停"，醒来后仍觉得疲倦，并且白天嗜睡。这种病症在临床上被称为阻塞性睡眠呼吸暂停低通气综合征。

该病症是一种具有潜在致死性的睡眠呼吸障碍疾病，随着病情的发展，可导致高血压、冠心病、心律失常、脑血管意外、肺动脉高压等一系列并发症。尤其在肥胖、中老年男性、长期大量饮酒、吸烟的人群中高发，自己或许很难发现，需要家人伴侣多多留意观察。

如果怀疑存在"坏呼噜"的情况，建议老年朋友尽快前往医院的睡眠医学科、耳鼻咽喉科、呼吸内科、

一、优化睡眠环境助眠

二、调整生活习惯助眠

三、合理饮食来助眠

四、传统和现代疗法助眠

五、求医就诊来助眠

六、睡眠误区早知道

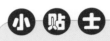

"好呼噜"可以通过以下方式缓解。

（1）营造舒适的睡眠环境：清洁环境，减少灰尘、皮屑、尘螨等可能的致敏原。避免因轻微过敏反应而导致的鼻腔黏膜水肿引起打呼噜。

（2）侧身睡：侧身睡时舌头向侧面倒，可减轻气道阻塞。

（3）清洁鼻腔：对于有鼻炎、鼻塞等鼻部问题的老年朋友，可以睡前用清水或洗鼻器清洁鼻腔，以减少刺激物对鼻黏膜的影响。

（4）睡前不饮酒：酒精更容易使支撑下颌的肌肉松弛，进而使呼吸道处于受阻状态。

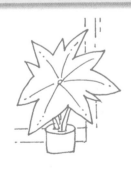

神经内科等科室就诊。通过睡眠呼吸监测仪、多导睡眠图等进行诊断，根据自身情况制定针对性的治疗方案。对于超重、肥胖、长期吸烟饮酒的老年朋友来说，减轻体重、戒烟戒酒对拥有良好睡眠来说很重要，当然这不仅是为了好睡眠，更是为了我们的健康。

35 缺觉能补觉吗

生活实例

张先生有晨练的习惯，早上六点多就会约着老伙计们一起去公园锻炼。因为起得比较早，再加上晚上睡得也不太好，担心白天没精神，回到家总会再睡个"回笼觉"补一下。但总觉得越睡越困，醒来后身体也有些松软无力。这觉真的能补吗？

一、优化睡眠环境助眠

二、调整生活习惯助眠

三、合理饮食来助眠

四、传统和现代疗法助眠

五、求医就诊来助眠

六、睡眠误区早知道

　　缺觉确实能补觉。适当的补觉对于前一晚熬夜或者本身睡眠质量不高的人来说，不仅可以消除睡眠不足的影响，缓解身体的疲乏感，还能提高人们的清醒度和反应能力。只是补觉有技巧，不在于量，而更在于质。

　　首先，像张先生这样晨练回来就补觉的行为是不可取的。因为在晨练的过程中，人体的肌肉骨骼活动加速，血液循环加快，心肺功能得到了加强。如果晨练后立刻上床休息，身体功能过快向静止状态转变，容易使乳酸等代谢废物淤积于肌肉、韧带、关节、皮肤等组织中，引起肌肉酸痛，增加疲惫感。同时，回心血量减少，易使心、脑、肝、肾等脏器缺血缺氧，对心肺功能恢复不利。因此，建议大家，晨练后先做充分拉伸，放松肌肉，1小时后再选择是否要睡个"回笼觉"。

　　其次，吃完饭后立即补觉也不可取。很多老年朋友吃完早饭或午饭后会有困意，其主要原因是受到了血糖和激素的影响。如果摄入了较多的精制碳水化合物，如面包、米饭等，血糖易快速上升，胰岛素分泌增加，抑制食欲的产生，导致困倦。此外，有助于调节睡眠和食欲的血清素也会大量分泌，更让人增加一丝丝睡意。但吃完就躺着有较多的健康隐患，如降低肠胃的消化效率、增加肥胖风险、出现胃食管反流（也就是"吐酸水"，长期持续的胃食管反流会增加患食管癌的风险）。因此，吃完饭后，走一走，站一站，再选择补觉更合适。

那我们该如何补觉呢？

第一，在合适的时间补觉。通过午睡补觉是白天最佳补觉时间。有研究表明，午睡有助于保持大脑的健康，延缓其萎缩速度，既让人们的精神得到放松，又提高了下午的专注力和认知功能。有些老年朋友晚饭后感觉有点困，小睡了半小时，晚上再睡就睡不着了。因此，晚饭过后不管多困，可以早点入睡，也不要小睡，很容易影响晚上正常的睡眠。

第二，补觉时间不要太长。有些老年朋友晚上睡不着，白天空闲时间比较多，想睡就睡，白天睡太多了，晚上就没有睡意了。因此，白天补觉 30 分钟即可，最多不要超过 1 个小时。这样补觉的质量会比较高，既不会影响晚上的深度睡眠，也更容易清醒过来。补觉时间过长反而会增加身体的负担，

一、优化睡眠环境助眠

二、调整生活习惯助眠

三、合理饮食来助眠

四、传统和现代疗法助眠

五、求医就诊来助眠

六、睡眠误区早知道

如患高血压、肥胖、心血管疾病的风险增高。

如果身体疲倦，虽有困意，但没有办法进入深度睡眠也不用着急。闭上眼睛小憩一段时间也是可以的，能够让身体得到充分放松，有助于恢复精神。

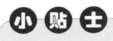

补觉虽能缓解疲劳，但需注意以下两点。

（1）尽量保持规律的作息时间。虽然白天补觉能够在一定程度上缓解失眠带来的不适感，但仍不能代替正常的睡眠。补觉只是临时措施，保持良好的睡眠习惯才是关键。如何在晚上获得充足健康的睡眠应该是大家追求的目标，也是本书写作的初心。

（2）补觉时，营造安静、舒适的环境，关闭电子设备，拉上窗帘，让身体充分放松。但记得不要睡过头，以免影响白天的正常活动。

36　做噩梦是生病了吗

生活实例

　　杨女士最近睡眠不好，入睡困难，感觉似睡非睡，梦多。醒来总觉得自己好像没有完全睡着似的，觉得累。有时还做噩梦，甚至被吓醒，出现心慌、紧张的表现。杨女士担心自己做噩梦是不是生病了？真羡慕老伴，不做梦，一觉到天亮，真是福气。

　　很多老年朋友可能都有杨女士这样的感受，睡觉梦多，醒来总觉得没睡好。于是认为闭眼就睡，无梦到天亮，这才是好的睡眠。

　　其实做梦是人体正常的睡眠过程。人体一晚上的睡眠一般来说分为两个阶段：非快速眼动期睡眠和快速眼动期睡眠。在非快速眼动期不做梦，快速眼动期会做梦。一般来说，人的睡眠从刚开始入睡

一、优化睡眠环境助眠

二、调整生活习惯助眠

三、合理饮食来助眠

四、传统和现代疗法助眠

五、求医就诊来助眠

六、睡眠误区早知道

141

的时候是非快速眼动期进入到快速眼动期，再由快速眼动期进入到非快速眼动期，一晚上有 4～6 个循环，有 4～5 个阶段在做梦。如果在快速眼动期醒过来，人就会记得刚才做的是什么梦，就会觉得一晚上都在做梦。实际上做梦说明睡着了，做梦是正常的睡眠组成部分。

那有些人觉得睡觉没做梦，是怎么回事？做梦是人在晚上睡觉时大脑神经细胞仍处于活动状态的一种体现。大部分人晚上睡觉时都会出现做梦的现象，但也有部分人群晚上做了梦早晨醒后忘记。此类人群一般没有工作、学习和生活带来的精神压力和心理负担，精神状态较为放松，同时具备良好的生活习惯和睡眠习惯。还有部分人可能由于在快速眼动睡眠期被反复唤醒，从而导致快速眼动期睡眠时间过短，这种情况也可能造成无梦。

虽然睡觉做梦是正常的过程，但多梦可能会影响睡眠质量。梦境的产生说明睡眠处在一个比较浅的状态，容易受到外界环境的干扰，从而影响睡眠质量。睡觉多梦还会使潜意识处在活跃的状态，使大脑不能得到充分的休息，会影响到睡眠的质量。

深度睡眠可以帮助身体恢复健康，缓解身体疲劳并促进大脑记忆细胞的新陈代谢。因此，睡觉不做梦或做梦很少，对于身体而言是有好处的。

有些人经常睡觉做噩梦，就像这位杨女士，甚至被吓醒，出现心慌、紧张的表现。那么，做噩梦是否说明健康出问题了呢？

如果自身近期因过度疲劳、睡在陌生环境中、睡前过度紧张和兴奋，或者白天精神受到刺激、睡觉前看了恐怖的影视剧等，都会导致做噩梦。

做噩梦时，精神紧张，受到恐吓，会使心率加快，引起心脏怦怦跳不舒服的感觉。同时，还会出现出汗、心慌、胸闷等情况。实际上，做噩梦通常和心脏并无多大关系，做噩梦不一定是身体出了问题。若没有其他不适，不影响继续入睡，则不需要特殊处理。通过深呼吸平稳情绪，休息后可缓解。若症状持续，影响正常睡眠状态，则可遵医嘱服用助眠的药物加以改善。

有的老年朋友喜欢熬夜看电视、刷短视频。熬夜会影响睡眠，长时间睡眠不足或身体过度的

一、优化睡眠环境助眠

二、调整生活习惯助眠

三、合理饮食来助眠

四、传统和现代疗法助眠

五、求医就诊来助眠

六、睡眠误区早知道

疲劳会导致大脑得不到充分的休息，使大脑皮质部分区域过度兴奋，睡觉的时候有可能会出现做噩梦的情况。

还有的老年朋友有自主神经功能紊乱的情况。这类患者会出现情绪不稳定、焦虑、记忆力减退等症状，也有可能会经常出现做噩梦。

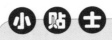

建议平时尽量放松，睡前不要过度紧张和熬夜。保持良好的心态，睡觉前避免看恐怖的电视剧。睡前也可以泡泡脚，听舒缓的音乐，有助于提高睡眠的质量，以减少做噩梦的情况。

37 安眠药是催命药吗

一、优化睡眠环境助眠

二、调整生活习惯助眠

三、合理饮食来助眠

四、传统和现代疗法助眠

五、求医就诊来助眠

六、睡眠误区早知道

生活实例

有一次门诊时，先后来了两位患者。谢女士，60岁，苦恼地说，好几年了睡不着，太痛苦了，每晚只能勉强睡 2～3 小时，白天头脑昏沉沉的，因为睡不好，偏头痛也犯了。医生建议她吃安眠药，她不肯吃，说吃了肯定就有依赖性了。紧接着罗女士（63岁）来就诊，说睡不好，直接就要开安眠药。说已经吃了 5 年了，不吃睡不着，吃了睡好了总比不吃好。

老年朋友当中对安眠药有以上实例中这两种态度的大有人在。如今，镇静催眠药在全球范围内的使用呈上升趋势。临床上的安眠药主要包括苯二氮䓬类，如阿普唑仑（佳乐定）、艾司唑仑（舒乐安定）、地西泮（安定）、氟西泮、劳拉西泮等，及非苯二氮䓬类，如唑吡坦、佐匹克隆、扎来普隆等。

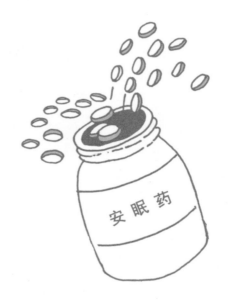

什么情况下需要服用安眠药

失眠是一种睡眠障碍，持续失眠会引起头疼、情绪不稳等症状，严重的会影响患者的正常生活。当采用非药物的治疗方式如运动、心理疏导等无效时，可使用安眠药进行治疗。

另外，糖尿病、冠心病等慢性病患者长时间失眠会加重原有病情，甚至对患者的生命有一定影响。因此，可以在控制原有疾病的同时，适当服用安眠药。

安眠药种类较多，如何选择

具体服用哪一种安眠药，需要考虑症状的针对性、既往用药反应、患者一般状况、当前用药的相互作用、药物不良反应以及现患的其他疾病等。在医生指导下，遵循个体化、按需给药。

很多老年朋友睡不着，但就是不肯服用安眠药，认为服用安眠药会对人体产生一定的危害。其实，服用任何药物都有可能产生一些副作用，安眠药也不例外。例如不良反应包括日间困倦、头昏、肌张力减退、跌倒、认知功能减退等。老年患者应用时尤须注意药物的肌松作用和跌倒风险。当然，是否出现上述副作用，也是因人而异。因此，如果服用安眠药，建议睡前小剂量服用。如可以先服用 1/3 粒，甚至 1/4 粒；如果服用后可以睡着，就不要增加剂量；如果效果不好，可以再加一点，或者改成 1/2 粒。尽量不要连续用药超过 4 周。

一、优化睡眠环境助眠

二、调整生活习惯助眠

三、合理饮食来助眠

四、传统和现代疗法助眠

五、求医就诊来助眠

六、睡眠误区早知道

　　另外，安眠药和其他药物不同，安眠药不是每晚必须按时服用的。很多人睡不着会产生焦虑情绪，越睡不着就越焦虑、紧张。睡觉时，不要总想着昨晚是吃了安眠药才能睡着的，今晚肯定只有吃了安眠药才睡着。有时精神放松、心中无烦心事，也自然可以睡着。可以把安眠药放在床头，起到一定的心理安慰作用，不用担心自己睡不着而产生焦虑情绪，从而加重失眠问题。

　　经常有老年朋友说，某种安眠药吃了一段时间没效果了，怎么办？可以在医生指导下考虑换药。如需停药，可以在专业医生指导下撤药，如原先一次吃1粒，可以改成1次吃半粒，以防止因突然撤药而出现反跳症状。同时，可以采用本书中提到的心理治疗、行为疗法、饮食疗法等方法，以提高睡眠质量。

　　门诊中笔者常建议一些严重失眠的老年朋友，在服用安眠药的同时，配合中药调理。经过一段时间治疗，不少患者服用安眠药的剂量减少了。如从以前服用2片安眠药，慢慢地减成一片或半片，睡眠时间延长，精神状态也越来越好。

小 贴 士

　　偶尔失眠没问题，如果连续几周睡不着，要及时就医，在医生指导下采取相应措施。

　　不少老年朋友把安眠药妖魔化了，觉得只要服用了安眠药就会成瘾，戒不掉了。其实，大可不必对安眠药这么恐惧！

　　长期失眠带来的健康危害比安眠药的副作用严重多了！一味地拒绝安眠药，会让你的生活质量下降、健康状况变差，带来很多健康的风险。

　　重度失眠的老年朋友，确实需要适量、按需服用安眠药。只要不是长期大量服用，短期服用一般是不会成瘾的。

一、优化睡眠环境助眠

二、调整生活习惯助眠

三、合理饮食来助眠

四、传统和现代疗法助眠

五、求医就诊来助眠

六、睡眠误区早知道

38　饮酒助眠，适得其反

　　叶先生上班的时候工作压力比较大，有了失眠这个老毛病。但自从发现晚上应酬喝了酒回家后总能倒头大睡，叶先生在平时也养成了睡前小酌几杯的习惯。现在退休了，还是得每天喝几杯，最开始是 1～2 小杯白酒，渐渐地是 1～2 两白酒，酒量是渐长，但睡得越来越不舒服。他就有点怀疑了，饮酒真能助眠吗？

　　很多人都有睡前小酌几杯的习惯，喜欢在微醺的状态下入睡。然而从长期来看，饮酒助眠并不能真正改善睡眠质量，反而还会对身体健康造成影响。总体来说，弊大于利！

喝了酒之后为什么让人昏昏欲睡

这是因为酒精作祟，它能够抑制大脑的中枢神经，破坏神经系统兴奋与抑制的平衡。当酒精进入身体时，先是引起中枢神经的兴奋，随着身体中酒精浓度的升高，中枢神经受到抑制而产生困意，让人昏昏欲睡。

饮酒降低睡眠质量

虽然酒精缩短了我们的入睡潜伏期，使我们更容易入睡，但是饮酒后的睡眠变得更加脆弱，影响生物节律，扰乱睡眠周期。非快速眼动睡眠和快速眼动睡眠交替一次为一个睡眠周期。在非快速眼动睡眠状态我们会进入深睡眠，而在快速眼动睡眠状态下人们常处于做梦状态，在这个阶段我们的大脑虽然活跃，但身体极为放松。饮酒后的睡眠会减少快速眼动睡眠，导致后半夜睡不安稳，容易多梦、早醒，使睡眠质量下降。并且由于酒精的脱水作用，也会使人睡觉中途觉得口渴，易醒。

一、优化睡眠环境助眠

二、调整生活习惯助眠

三、合理饮食来助眠

四、传统和现代疗法助眠

五、求医就诊来助眠

六、睡眠误区早知道

长期饮酒助眠危害多

首先，长期饮酒易对酒精产生依赖，喝的量也易上升。停止后不仅使入睡更加困难，还给自己增加了新的负担——需要戒酒。

其次，饮酒后肌肉张力降低，使气道变窄。容易加重打鼾现象，严重时可能会出现阻塞性睡眠呼吸暂停低通气综合征。

再次，酒精是癌症的危险因素。世界癌症研究基金会指出，酒精是人类的致癌物，可诱发人体多处肿瘤的发生。而且，酒精性饮料没有"安全摄入量"的说法，并且在可致癌这点上，不同酒精性饮料之间无差异性。

最后，长期过量饮酒会增加心血管疾病的发病风险，损害心脏，导致心脏功能异常；增加血液中的胆固醇和甘油三酯，引起高脂血症，导致冠状动脉粥样硬化；增加高血压风险，易引发脑卒中。

因此，饮酒助眠，适得其反。酒能不喝就不喝，不管是果酒、红酒、啤酒还是白酒，只要酒精含量在 0.5% 以上的，咱们都应尽量远离。改善失眠，提高睡眠质量，有更加科学的方式值得我们去尝试。

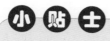

　　饮酒助眠不可取！但如果睡前想喝点什么助眠的话，可以试一试我们之前讲的温牛奶、小米粥、蜂蜜水、食醋水等，虽然短期效果或许没有酒精好，但是长期坚持是有利于睡眠和健康的。

39　吸烟助眠是假象

生活实例

　　王先生是个老烟民，已经有几十年的烟龄了。年轻时睡前不吸一支烟就会因为烟瘾而难以入睡，久而久之养成了睡前一支烟的习惯。近年来由于长期吸烟，他的呼吸系统逐渐受损，

一、优化睡眠　环境助眠

二、调整生活　习惯助眠

三、合理饮食　来助眠

四、传统和现代　疗法助眠

五、求医就诊　来助眠

六、睡眠误区　早知道

经常感到咳嗽和呼吸不畅，睡觉时经常打呼噜，声音很大，而且鼾声不规律。同时，也经常在夜间醒来，醒后难以再次入睡。

人人都知道吸烟危害健康，长期吸烟会导致很多疾病。如高血压、动脉粥样硬化、肺气肿、冠心病等，甚至会引起癌症。那么，吸烟会不会影响睡眠呢？

答案是肯定的！

"睡前一支烟，睡得香又甜"这样的话，在烟民群体里广为流传。许多烟民缺了这支烟就会感觉浑身不自在，睡不着觉，似乎只有香烟才能帮自己安然入梦。

其实这是吸烟带来的假象，这与吸烟者的习惯和尼古丁对中枢神经系统的刺激有关。首先，对于已经习惯于睡前抽烟的人来说，如果不抽烟，可能会产生焦虑、紧张的情绪，有可能会导致失眠的发生。因此，他们可能会觉得抽烟有助于入睡，实际上这只是因为满足了烟瘾，缓解了焦虑感而已。其次，香烟中的尼古丁等有害物质会刺激中枢神经系统，使人产生短暂的兴奋感。兴奋感过后，吸烟者可能会感到疲倦和困乏，从而误以为是吸烟帮助他们入睡。

事实上，吸烟并不能真正有助于睡眠。相反，它可能通过多种方式影响睡眠质量。

首先，烟草中的尼古丁等有害物质会刺激中枢神经系统，导致交感神经兴奋，使人体心率加快、血压升高，会影响睡眠质量。其次，吸烟会刺激血管壁，造成血管收缩，可能导致脑供血不足，引发脑缺血缺氧，使人难以安稳入睡。而且，吸烟会导致肺里二氧化碳或一氧化碳的浓度增高，降低血液中的氧气含量，出现缺氧状况，而缺氧可能导致夜间呼吸暂停低通气综合征等睡眠障碍。相关研究也表明，吸烟者发生睡眠障碍的风险是不吸烟者的 2 倍多，吸烟成瘾者比不吸烟者更难入睡且睡眠质量更差、易醒。

因此，不要睡前吸烟！

一、优化睡眠环境助眠

二、调整生活习惯助眠

三、合理饮食来助眠

四、传统和现代疗法助眠

五、求医就诊来助眠

六、睡眠误区早知道

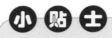

长期吸烟者如何有效戒烟呢?

首先，要设定一个明确的戒烟目标，如一个月内完全戒烟，有助于保持动力。

其次，突然戒烟可能会导致强烈的戒断症状，可以逐步减少吸烟量。设定一个计划，每天减少一定数量的吸烟次数，直到最终完全戒烟。

再次，识别并避免那些容易让你想吸烟的触发因素，如与吸烟有关的社交场合等。与家人或朋友分享你的戒烟计划，他们的鼓励和支持会帮助你坚持下去。

最后，如果在戒烟过程中出现一些戒断症状，如焦虑、烦躁、头痛等，可以通过深呼吸、冥想、运动或求医就诊等方式来缓解。